中医历代名家学术研究丛书

主编 潘桂娟

Academic Research Series of Famous
Doctors of Traditional Chinese
Medicine through the Ages

"十三五"国家重点图书出版规划项目

陆翔 赵黎 编著

汪机

U0334489

中国中医药出版社

·北京·

图书在版编目（CIP）数据

中医历代名家学术研究丛书.汪机／潘桂娟主编；陆翔，赵黎编著.—北京：中国中医药出版社，2017.9
ISBN 978-7-5132-3670-6

Ⅰ.①中…　Ⅱ.①潘…②陆…③赵…　Ⅲ.①中医学－临床医学－经验－中国－明代　Ⅳ.①R249.1

中国版本图书馆 CIP 数据核字（2016）第 238990 号

中国中医药出版社出版

北京市朝阳区北三环东路 28 号易亨大厦 16 层
邮政编码　100013
传真　010 64405750
河北新华第二印刷有限责任公司印刷
各地新华书店经销

开本 880×1230　1/32　印张 5.5　字数 141 千字
2017 年 9 月第 1 版　2017 年 9 月第 1 次印刷
书号　ISBN 978－7－5132－3670-6

定价　42.00 元
网址　www.cptcm.com

社 长 热 线　010-64405720
购 书 热 线　010-89535836
侵 权 打 假　010-64405753

微信服务号　zgzyycbs
微商城网址　https://kdt.im/LIdUGr
官 方 微 博　http://e.weibo.com/cptcm
天猫旗舰店网址　https://zgzyycbs.tmall.com

如有印装质量问题请与本社出版部联系（010 64405510）

项目来源及国家重点图书出版计划

2005 年度国家"973"计划课题"中医理论体系框架结构与内涵研究"（编号：2005CB532503）

2009 年度科技部基础性工作专项重点项目"中医药古籍与方志的文献整理"（编号：2009FY120300）子课题"古代医家学术思想与诊疗经验研究"

2013 年度国家"973"计划项目"中医理论体系框架结构研究"（编号：2013CB532000）

国家中医药管理局重点研究室"中医理论体系结构与内涵研究室"建设规划

"十三五"国家重点图书、音像、电子出版物出版规划（医药卫生）

中医理论肇始于《黄帝内经》《难经》，本草学探源于《神农本草经》，辨证论治及方剂学发轫于《伤寒杂病论》。在此基础上，历代医家结合自身的思考与实践，提出独具特色的真知灼见，不断革故鼎新，充实完善，使得中医药学具有系统的知识体系结构、丰富的原创理论内涵、显著的临床诊治疗效、深邃的中国哲学背景和特有的话语表达方式。历代医家本身就是"活"的学术载体，他们刻意研精，探微索隐，华叶递荣，日新其用。因此，中医药学发展的历史进程，始终呈现出一派继承不泥古、发扬不离宗的繁荣景象。

中国中医科学院中医基础理论研究所，自 2008 年起相继依托 2005 年度国家"973"计划课题"中医学理论体系框架结构与内涵研究"、2009 年度科技部基础性工作专项重点项目"中医药古籍与方志的文献整理"子课题"古代医家学术思想与诊疗经验研究"、2013 年度国家"973"计划项目"中医理论体系框架结构研究"，以及国家中医药管理局重点研究室"中医理论体系结构与内涵研究室"建设规划，联合北京中医药大学等 16 所高等院校及科研和医疗机构的专家、学者，选取历代具有代表性或学术特色突出的医家，系统地阐释与解析其代表性学术思想和诊疗经验，旨在发掘与传承、丰富与完善中医理论体系，为提升中医师理论水平和临床实践能力和水平提供参考和借鉴。本套丛书即是此系列研究阶段性成果总结而成。

综观历史，凡能称之为"大医"者，大都博览群书，学问淹博赅洽，集百家之言，成一家之长。因此，我们以每位医家独立成书，尽可能尊重原著，进行总结、提炼和阐发。此外，本丛书的另一个特点是，将医家特色学术观点与临床实践相印证，尽可能选择一些典型医案，用以说明理论的实践价值，便于临床施用。本丛书现已列入《"十三五"国家重点图书、音像、电子出版物出版规划》中的"医药卫生"重点图书出版计划，并将于"十三五"期间完成此项出版计划，拟收载历代 102 名中医名家，总字数约 1600 万。

丛书各分册作者，有中医基础学科和临床学科的资深专家、国家及行业重点学科带头人，也有中青年教师、科研人员和临床医师中的学术骨干，分别来自全国高等中医院校、科研机构和临床单位。从学科分布来看，涉及中医基础理论、中医各家学说、中医医史文献、中医经典及中医临床基础、中医临床各学科。全体作者以对中医药事业的拳拳之心，共同努力和无私奉献，历经数年成就了这份艰巨的工作，以实际行动切实履行了传承、运用、发展中医药学术的重大使命。

在完成上述科研项目及丛书撰写、统稿与审订的过程中，研究团队暨编委会和审订委员会全体成员，精益求精之心始终如一。在上述科研项目负责人、丛书总主编、中国中医科学院中医基础理论研究所潘桂娟研究员主持下，由常务副主编张宇鹏副研究员、陈曦副研究员及各分题负责人——翟双庆教授、刘桂荣教授、郑洪新教授、邢玉瑞教授、钱会南教授、马淑然教授、文颖娟教授、陆翔教授、杨卫彬研究员、崔为教授、柳亚平副教授、江泳副教授、王静波博士等，以及医史文献专家张效霞副教授，分别承担或参与了团队的组织和协调，课题任务书和丛书编写体例的起草、修订和具体组织实施，各单位课题研究任务的落实和分册文稿编写和审订等工作。编委会还多次组织工作会议和继续教育项目培训，组织审订委员会专家复审和修订；最终由总主编逐册复审、修订、统稿并组织作者再次修订各分册文稿。自 2015 年 6 月开始，编委会将丛书各分册文稿陆续提交中国中医药出版社，拟于 2019 年 12 月之前按计划完成本套丛书的出版。

2016 年 3 月，国家中医药管理局颁布了《关于加强中医理论传承创新的若干意见》，指出"加强对传承脉络清晰、理论特色鲜明的古代医家的学术思想研究，深入研究中医对生命、健康与疾病认知理论，系统总结中医养生保健、防病治病理论精华，提升中医理论指导临床实践和产品研发的能力，切实传承中医生命观、健康观、疾病观和预防治疗观"。上述项目研究及丛书的编写，是研究团队对国家层面"加强中医理论传承与创新"号召的积极响应，体现了当代中医学人敢于担当的勇气和矢志不渝的追求！通过此项全国协作的系统工程，凝聚了中医医史、文献、理论、临床研究的专门人才，培育了一支专业化的学术队伍。

在此衷心感谢中国中医科学院及其所属中医基础理论

研究所、中医药信息研究所、研究生院，以及北京中医药大学、陕西中医药大学、山东中医药大学、云南中医学院、安徽中医药大学、辽宁中医药大学、浙江中医药大学、成都中医药大学、湖南中医药大学、长春中医药大学、黑龙江中医药大学、南京中医药大学、河北中医学院、贵阳中医药大学、中日友好医院等 16 家科研、教学、医疗单位，对此项工作的大力支持！衷心感谢中国中医药出版社有关领导及华中健编审、伊丽萦博士及全体编校人员对丛书编写及出版的大力支持！

本丛书即将付梓之际，百余名作者感慨万千！希望广大读者透过本丛书，能够概要纵览中医药学术发展之历史脉络，撷取中医理论之精华，传承千载临床之经验，为中医药学术的振兴和人类卫生保健事业做出应有的贡献！

由于种种原因，书中难免有疏漏之处，敬请读者不吝批评指正，以促进本丛书不断修订和完善，共同推进中医药学术的继承与发扬！

《中医历代名家学术研究丛书》编委会

2016 年 9 月

凡例

一、本套丛书选取的医家，均为历代具有代表性或特色学术思想与临床经验的名家，包括汉代至晋唐医家 6 名、宋金元医家 18 名、明代医家 25 名、清代医家 46 名、民国医家 7 名，总计 102 名。每位医家独立成册，旨在对医家学术思想与诊疗经验等内容进行较为详尽的总结阐发，并进行精要论述。

二、丛书的编写，本着历史、文献、理论研究有机结合的原则，全面解读、系统梳理和深入研究医家原著，适当参考古今有关该医家的各类文献资料，对医家学术思想和诊疗经验，加以发掘、梳理、提炼、升华、概括，将其中具有理论意义、实践价值的独特内容阐发出来。

三、丛书在总体框架上，要求结构合理、层次清晰；在内容阐述上，要求概念正确、表述规范，持论公允、论证充分，观点明确、言之有据；在分册体量上，鉴于每个医家的具体情况不同，总体要求控制在 10 万～20 万字。

四、丛书每一分册的正文结构，分为"生平概述""著作简介""学术思想""临证经验"与"后世影响"五个独立的内容范畴。各分册将拟论述的内容按照逻辑与次序，分门别类地纳入以上五个内容范畴之中。

五、"生平概述"部分，主要包括医家姓名字号、生卒年代、籍贯等基本信息，时代背景、从医经历以及相关问题的考辨等。

六、"著作简介"部分，逐一介绍医家的著作名称（包括现存、已经亡佚又经后人辑复的著作）、卷数、成书年代、主要内容、学术价值等。

七、"学术思想"部分，分为"学术渊源"与"学术特色"两部分进行论述。前者重在阐述医家之家传、师承、私淑（中医经典或前代医家思想对其影响）关系，重点发掘医家学术思想的历史传承与学术渊源；后者主要从独特的学术见解、学术成就、学术特点等方面，总结医家的主要学术思想特色。

八、"临证经验"部分，重点考察和论述医家学术著作中的医案、医论、医话，并有选择地收集历代杂文笔记、地方志等材料，从中提炼整理医家临床诊疗的思路与特色，发掘、总结其独到的诊治方法。此外，还根据医家不同情况，以适当方式选录部分反映医家学术思想与临证特色的医案。

九、"后世影响"部分，主要包括"学术影响与历代评价""学派传承（学术传承）""后世发挥"和"国外流传"等内容。其中，对医家的总体评价，重视和体现学术界共识和主流观点，在此基础上，有理有据地阐明新见解。

十、附以"参考文献"，标示引用著作名称及版本。同时，分册编写过程中涉及的期刊与学位论文，以及未经引用但能体现一定研究水准的期刊与学位论文也一并列出，以充分体现对该医家研究的整体状况。

十一、附以丛书全部医家名录，依照年代时间先后排列，以便查检。

十二、丛书正文标点符号使用，依据《中华人民共和国国家标准标点符号用法》（GB/T 15834-2011）。医家原书中出现的俗字、异体字等一律改为简化正体字，个别不能对应简化字的繁体字酌予保留。

《中医历代名家学术研究丛书》编委会

2016 年 9 月

内容提要

　　汪机，字省之，号石山居士，生于明天顺七年（1463），卒于明嘉靖十八年（1539），徽州祁门（今安徽祁门县）人。因其居于祁门石山，故又称汪石山，明代著名医家。汪机一生注重临床实践，勤于著书立说，堪称儒医典范。其原创著作为《石山医案》，编著的著作有《针灸问对》《医学原理》《本草会编》，还有对他人著作加以点评发挥的著作，合计 12 部。汪机在中医经典理论的词语注释、医理解释等方面颇见功力，尤其是对《素问》病机十九条的再认识独具特色。其阐述"营卫虚实论"，提倡"参芪双补说"，对明代初期虚证不能温补只能滋阴的流弊，起到了一定的纠正作用。其在外科、针灸、脉学方面也卓有建树。《石山医案》充分体现了汪机的临床诊疗特色。其著作曾流传到古代日本和朝鲜，并产生了一定的影响。本书内容包括汪机的生平概述、著作简介、学术思想、临证经验和后世影响等。

汪机，字省之，号石山居士，生于明天顺七年（1463），卒于明嘉靖十八年（1539），徽州祁门（安徽祁门县）人。因其居于祁门石山，故亦称其为汪石山。汪机一生注重临床实践，勤于著书立说，堪称儒医典范，为明代中后期的著名医家。其著述中，属于汪机原创者为《石山医案》；属于对他人著作加以点评发挥者，有《脉诀刊误》《重集读素问抄》《运气易览》《痘治理辨》《推求师意》《外科理例》《伤寒选录》《医读》等；属于汪机编著者，有《针灸问对》《医学原理》《本草会编》等，合计12部。汪机在中医经典理论的词语注释、医理解释等方面颇见功力，尤其是对《素问》病机十九条的再认识独具特色。汪机的部分著作曾流传到日本和古代朝鲜，并对其医学发展产生了一定的影响。

现代以来有关汪机的学术研讨，经中国知网（CNKI）检索，1983～2011年，有期刊论文41篇，学位论文1篇。研究内容主要涉及汪机擅用参芪的固本调元思想、临床诊疗经验，以及外科学、针灸学、运气学和著作版本考证等。此外，也有关于其伤寒、温病学术思想的研讨论文。目前为止，未见有关汪机学术思想和临证经验的研究专著。

本书是在对汪机著作内容进行较为全面、细致地考证和解读，并结合相关文献资料分析的基础上，本着将历史、文献、理论研究有机结合的原则，对其生平概述、著作简介、学术思想、临证经验、后世影响等方面，进行全面、系统的整理与研究。

深入开展对汪机学术特点和学术成就的研究与总结，旨在丰富中医学的理论体系，为中医药学术进步产生推动作用，提高后学者的理论水平与临床能力，并有助于从更深层次揭示中医药学术发展的内在规律及外部条件，加强中医理论与临床经验的传承，为当代中医药工作者带来更多的启迪，产生出更多的新理论、新思维、新方法，使中医药学术在发展中完善，临床水平在实践中提高，中医药事业在创新中繁荣。

本书所依据的汪机著作主要版本为高尔鑫主编、中国中医药出版社1999年出版的《汪石山医学全书》，清康熙八年（1669）刊刻的《医读》及1999年中国古籍孤本大全委员会据日本所藏明万历三年（1575）敬贤堂刻本复制归国，并于2002年7月由中医古籍出版社据复制本影印出版的《伤寒选录》。凡引述医家著作内容者，均出自上述几种版本之中，文中不出注。其他著作类参考文献，也尽量选择底本较好的影印本或经名家整理出版的排印本，所引述的文献均随文出注。书后附有主要参考文献。

本书在编著过程中，许仕海、张星星、张若亭三位研究生，帮助检索收集相关文献资料，在此一并表示感谢！同时衷心感谢参考文献的作者及支持本项研究的各位同仁！

安徽中医药大学　陆翔　赵黎

2015年6月

目录

汪机

生平概述

汪机，字省之，号石山居士，生于明天顺七年（1463），卒于明嘉靖十八年（1539），徽州祁门（今安徽祁门县）人。因其居于祁门石山，故又称汪石山，明代著名医家。汪机一生注重临床实践，勤于著书立说，堪称儒医典范。其原创著作为《石山医案》，编著的著作有《针灸问对》《医学原理》《本草会编》，还有对他人著作加以点评发挥的著作，合计 12 部。汪机在中医经典理论的词语注释、医理解释等方面颇见功力，尤其是对《素问》病机十九条的再认识独具特色。其阐述"营卫虚实论"，提倡"参芪双补说"，对明代初期虚证不能温补只能滋阴的流弊，起到了一定的纠正作用。其在外科、针灸、脉学方面也卓有建树。《石山医案》充分体现了汪机的临床诊疗特色。

一、时代背景

（一）社会背景

汪机出生与生活的地域为今安徽西南崇山峻岭之地的徽州，这里山多地少，原本文化不发达，自东晋至南宋有三次中原士族为了躲避战火或政治迫害而迁徙于此，带来了中原的先进文化和观念。汪机先祖即是从越国迁徙至此。历史上，徽州新安地域少有受到战火的影响，使得该地域成为能够保留中国封建社会历史的"档案馆"，大量的封建社会制度与文化印记得以延续和较为完整地保留下来，所形成的"徽学"成为当今三大显学之一，被当今社会学者关注。当时社会盛行"学而优则仕"的光宗耀祖思想，以及"齐家治国平天下"的理想。徽州地区的文化教育繁荣与昌盛，形成了曾经引导中国文化思想的宋明理学，徽州也被称为"东南邹鲁"之地。随着北宋政府的南迁，将中原的文化带到江南，徽州凭借新安江的水运优势，与当时的临安（杭州）在经济、文化等诸多方面有了较为密切的接触，也促进了徽州文化、经济的发展，为后来明清时期的繁荣发展奠定了基础。至明清时期，随着文化的普及、徽商的形成与发展，促进了当地儒医队伍的形成。道地药材的丰富及药材贸易的繁荣，成为当地商业贸易的重要收入来源。这些因素均直接或间接地促使新安医学成为中医发展史上具有独特地域特色的医学流派。至汪机所生活的年代，这种社会背景因素对其人生观和医学思想的形成，均起到了重要的影响。

1. 稳定的政治环境

徽州地处皖南山区，位于我国东南一隅，历史上不是战争要地，很少受战火的影响。唐代宗永泰元年（765），歙县方清率领饥民起义，攻克歙州，杀掉刺史庞浚；永泰二年（766），宣州旌德县王万发动起义，攻打绩溪县；宋徽宗宣和二年（1120）秋，歙人方腊在浙江淳安漆园誓师，发动起义，攻下杭州、歙州等六州五十二县。第二年因起义军战斗失利，方腊战败被俘，于宣和三年秋就义于开封，其余部转战浙江省温州、台州等地，到宣和四年夏秋间失败。元末时，朱元璋部将邓愈于元至正十七年（1357）七月领兵至徽州，与元朝官兵激战于此。明嘉靖三十四年（1555），日本倭寇由浙江入歙窜犯。清顺治三年（1645）秋，明朝御史金声（休宁县人）和江天一（歙县人）起兵抗清，地点多在宁国、宣城等地，后来固守绩溪，终被清军打败。以上仅是 6 次小规模的战乱，对徽州并没有大的影响。自唐初至近代的 1320 多年中，新安地区受战争破坏严重的只有两次。一次是元顺帝至正十二年（1352），长江中上游红巾军首领徐寿辉的部将项普略率起义军攻下徽州，州城屡得屡失，城乡人民惨遭锋刃，公私房舍破坏严重；另一次是太平天国末期的战争，1853 ～ 1864 年，在徽州地区与清军相持了十年之久，是徽州历史上时间最长、破坏最为严重的一场战争。但徽州地区总体上还是偏安一隅，人民安居乐业，因而有利于促进经济的繁荣和文化的发展。在汪机所处的明代中期，更是没有受到社会动荡的影响，稳定的社会环境为其提供了可持续的学术发展环境。

2. 繁荣的经济基础

徽州处于万山丛中，山多田少，土地瘠薄，人口稠密，交通闭塞，农民多种地于山坡，遇大雨则山洪暴发，水土流失，稍旱则寡泽苗枯，农家事倍功半，粮食不能自给，虽然盛产木、竹、茶叶等土特产，也必须依赖市场的调节，经过商品流通，换取粮食，以谋求生存。"穷则思变"，他们为了谋生，不得不寻求出路，从事商业活动则成为新安人谋生的必然趋势。曾经流传着这样一首诗："前世不修，生在徽州；十三四岁，往外一丢。"即是当时徽州人无奈选择的真实写照。据学者考证，徽商萌芽于东晋、六朝，成长于唐代，鼎盛于明清。因为东晋、六朝均建都于建康（南京），中原大批人士南迁，促进江、浙、皖一些城市的经济繁荣，徽商因此应运而生。唐代徽商将茶叶运销各地，进一步沟通城乡贸易。如歙县茶商毕氏，从唐代至宋元，数世经商致富。晚唐以后，徽墨、歙砚，"文房四宝"驰誉全国，进一步促进了徽商的发展。南宋定都临安（杭州），徽州与杭州山水相依，而有新安江航运之利，更加促进了徽州商业的繁荣。迨至明成化年间（1465—1487），由于盐务政策的改变，由原来纳粮入边（西北边疆地区），凭据到盐场换盐出售，改为就地纳粮换盐。万历时又改为就地纳银换盐的政策，使一些资本雄厚的徽商以盐业为中心，称雄于我国商界，一跃成为盐商巨富。民国《歙县志》载："田少民稠，商贾居十之七。"民间有"无徽不商"的印象。那时徽州商业以典、盐、茶、木为最著，而以盐商致富者最为突出。随着徽商经济的发展，其活动范围日益广泛，大多集中于沿江区域的淮、浙、楚、汉之间，而且扩展到滇、黔、闽、粤、秦、燕、晋、豫等地，而有"无徽不成镇"之称，与当时的山西晋商并称为"两大帮"，几乎操纵着全国的经济。明清时代，两淮盐业八"总商"，徽商占据六家。那时盐业集中淮扬，致富较易，故多以此起家。据光绪《两淮盐法志·列传》记载：从明嘉靖到清乾隆两百多年间，移居扬州的客商（主要是盐商）共80名，其中徽人占60名，山西、陕西各10名，由此可见徽商之盛。

徽州商业的繁荣，为徽州文化的发展奠定了经济基础。同时徽州商人遍布全国各地，既有利于促进文化的交流，也利于促进医学的交流。如汪机在《针灸问对》一书的自序中曾载有歙县、休宁商人，从苏州凌汉章、六合李千户学针灸之事。歙县南园、西园喉科世医，就是郑于丰、郑于蕃兄弟二人，于康熙年间经商江西南丰，从闽人黄明生先生学习而来，成为新安喉科的名医世家。徽州商人到处设会馆，便利徽人往来住宿，许多新安医家游历全国各地，求师访友，出版医籍，都得到了徽商的热情资助。

3. 浓郁的文化氛围

据民国《歙县志·风土》载："（新安）尚武之风，显于梁陈，右文之习，振于唐宋。"弘治《徽州府志》载：唐宋以来，郡邑始设学校，文学遂兴。南唐李后主时（960—975），徽墨、歙砚驰名于世，使新安文化进入发展时期，从宋至清代则进入鼎盛时期，英才辈出，成为文化之邦，而有"东南邹鲁"之称。

徽州文化发达的因素，主要有5个方面。

其一，东晋、南北朝、南唐和南宋初年，中原士族三次大规模南迁，由于新安社会安定，很多大姓望族先后迁入新安。中山大学叶显恩教授从明代《新安名族志》中统计，当时新安共有60多个名族，其中在上述三次大迁入徽的大姓望族有49个（《徽州学丛刊》总第一辑46页）。其不仅使新安人口大量增加，改变了新安的人口结构，而且迁入所带来的中原文化，促进了新安文化的发展。

其二，随着徽商经济的繁荣，由物质文明走向精神文明。一些大的商人"贾而好儒"，他们"盛馆舍，招宾客，修饰文彩"，并在乡里"扩祠宇，置义田，敬宗睦族，收恤贫乏"。如《安徽通志稿》载：清乾隆时，歙县大盐商程晋芳，祖营盐业，寓居扬州，为两淮之巨商。他酷爱文学，购书五万卷，交接四方文人学士，共同讨论，对诗文、经星、地志、尔雅、方言等无所不涉。乾隆二十八年（1763），皇帝南巡，程晋芳召试第一名，1771年考中进士，诏赐内阁中书，授吏部主事，参加编修《四库全书》。他还著有《周易知旨编》《尚书今文释》《左传翼疏》《礼记集释》《勉行斋文集》《勉行堂诗集》《蕺园集》《金台杂诗》等书，从一个大商人成为一个文学家。

其三，北宋初期，由于社会比较安定，农业很快恢复发展，手工业也有了很大发展，为振兴文教创造了有利条件。

其四，唐宋以来，政府开始重视文教，设官主管教育工作。据弘治《徽州府志·郡邑官属》载：以唐书考之，歙为上州，设文学、助教各一人。县设经学博士和助教各一人。宋代徽州学官设教授和紫阳书院山长各一人。元明清时期，徽州府设儒家教授一人，训导四人，紫阳书院山长一人。县设儒学教谕一人，训导二人。有些知府、知县，重视振兴文教，创建学会，亲自讲学，劝勉学生上进，因而有利于推进文教事业的发展。

其五，徽州人多地少，商贾居十之七。从事商业，离不开文化，一些徽商富户也多成为书香门第，同时也使一部分人走以儒入仕的道路。文学的发达，又带来了科学、艺术的繁荣，形成文风昌盛、人文荟萃的大好局面。

徽州学校之创设，始于元朝。据弘治《徽州府志·学校》载：那时州学设于城（歙县）东北隅，各邑始皆设立儒学，文学开始兴盛。北宋仁宗时（1023～1063），州学学生有200人以上。尤以明清时代，学校林立、文社成群，明洪武八年（1375），六县乡村社学共有394所。弘治年间（1483～1505），府县儒学、书院、谈经阁、藏书阁、御书楼、书塾、书堂等文化单位有32个，乡村社学有462所。如明代歙人汪道昆倡丰干社，还有斗山、玉山、玉泉等文社均设讲师讲学。清代曹恒占倡"钓台诗社"，教授储兆丰集师儒于敬业斋，为"盍簪社"，歙西的向杲、牌边还创建文会，因而使徽州文化出现了飞跃发展。明清两代，徽人著述的经史子集等共有2486部。歙县一邑就有举人1532人，进士539人，并有"兄弟丞相""父子尚书""连科三殿撰""十里四翰林""同科十进士"之誉。

徽州文化的发展中涌现出不少著名的学者，如南宋著名的理学家朱熹，明代有向朱元璋提出"高筑墙、广积粮、缓称王"三大决策的朱升，著名诗人、散文和戏剧作家汪道昆，大出版家吴勉学，珠算家程大位，明末有以渐江为代表的新安画派，清代有以江永、戴东原为代表的乾嘉考据学派，数学家汪莱，还有创造我国第一台望远镜的物理学家郑复光，博学藏书家鲍廷博，近代有著名的教育家陶行知、著名画家黄宾虹等人。

南宋定都临安以后，杭州成为全国政治、经济、文化的中心，徽州与杭州毗邻，又有新安江的有利条件，航运日兴，徽商日旺，进一步促进了新安经济的繁荣和文化昌盛，也有利于新安医学的发展。

4. 丰富的药材资源

徽州山水幽奇，蕴藏着丰富的中药材资源。弘治《徽州府志》载：徽产药材84种。1937年《歙县志》载：全县产药184种。晋太原中，罗文炳自南昌赴歙，采药于黄山。《新唐书》也有徽州进贡黄连之记载。康熙《祁门县志》载：全县产药108种。同治《祁门县志》载：共产药材160种，其中地道药材106种。嘉靖年间，徽州进贡药材748斤，多产于祁门。万历间，九华山僧人九制黄精，也是取自祁门的原料。清末，祁门白术在南洋国际土产博览会上获质量优质奖，出口日本、马来西亚。

丰富的中药材资源，为新安医学的发展创造了有利条件。新安医学的发展，又推动了药材生产的发展。

（二）医学背景

宋金元时期的中医学发展成果，对明代中医学的发展产生了重要影响。汪机的诸多医学思想和著作均受到这一时期医家思想的启发与影响。

1. 伤寒温病学思想的影响

两宋及金代，由许叔微、朱肱、庞安时、郭雍、陈无择、成无己、王安道、刘完素等形成的伤寒学与温病学思想，是明代外感病学的理论基础。汪机在编著《伤寒选录》时，即收录了如朱肱的《南阳活人书》、成无己的《注解伤寒论》、王安道的《医经溯洄集》等书中的文献，其编录格式甚至都仿效这些医籍的体例。汪机在其凡例中做了说明，"编集多仿王安道所定次序，以《伤寒例》居六经之首，病篇次之"，"六经诸病皆仿成无己例，摘取诸证条中一证，另立条款，为之发明，成氏或有所未莹者，复附诸贤所论，俾学者知有所择"。可见，汪机的伤寒温病学思想受到前贤诸家的影响之深。

2. 杂症法东垣、丹溪

明代杂病理论的来源，主要是李东垣的脾胃论和朱震亨的滋阴论。至明代初期，医家们较为盲目或片面地理解和遵循金元医家的学术思想，不仅在明代初期，从整个明代医学历史的发展来看，这种现象始终存在，几乎到了迷信的地步。从汪机所述当时的情况来看，对这一现象推波助澜者当属王纶《明医杂著》（1505年）的刊刻行世，使得人们对于朱丹溪"阳有余阴不足"之滋阴用药更加盛行。从薛己的《内科摘要·饮食劳倦亏损元气等症》（1529年）中也可以得到佐证，其曰："世以脾虚误为肾虚，辄用黄柏、知母之类，反伤胃中生气，害人多矣。"因而，在临床上因为过分使用苦寒滋阴之品而导致脾胃正气受损的案例比比皆是，以至于来找汪机看病的病人除了原先的疾病没有去除以外，还平添了几分脾胃正气受损等药源性疾病证候。汪机见此现象较为普遍，便认真思考如何将李东垣的补脾升阳理论与朱丹溪阳有余阴不足理论有机地统一起来，于是有了其"营卫虚实论"和"参芪双补说"。

再如汪机所编写的《推求师意》《医学原理》等医籍即与朱丹溪有直接的学术关系。如其《医学原理》中，每证（病）之下，均设"丹溪活套"一篇，专门录入朱丹溪针对此证（病）在临证治疗上进行辨证加减的文献内容。

二、从医经历

（一）幼年习举子业，壮年弃儒从医

汪机出生于中医世家，其父为地方名医，其同族叔伯辈汪宦也为名医。汪宦是御医徐春甫的老师。这些只是汪机后来从事医学职业的家族从业背景，但早年汪机却习举子业，以求得功名，光宗耀祖。其自幼习儒，曾获"补邑庠弟子员"名分，在之后的岁月中，却屡试不第，在仕途之路上并没有再进一步。在父亲的劝导下，汪机方弃举子业而从医。他从何时开始改行，可以从一些文献线索中得到大致的印证。据其《医学原理·自序》中所述："余幼习举子业，寄名邑庠，后弃儒业医，越二十年，得以医道名世。"又据《石山医案·程曾序》言："其从事于医殆四十余载。"汪机卒时享年76岁，从医40余载，这说明起码在其30岁前还是在习儒。其称"越二十年，得以医道名世"，与其最早刊行的《重集读素问抄》（1519年）、《脉诀刊误》（1523年）是在其50～60岁期间的时间段相吻合。因此，汪机从医之时不会早于30岁，即约在明弘治六年（1493）。

（二）品行高尚，医术精湛

汪机自从医之后，秉承儒学之风范，尊崇儒教之礼仪，不为权贵折腰。其在《自赞》中对自己的品行有过这样的评价："心存仁术，主好儒书，颠

以垂白，手不停披。平居不敢干名而犯义，交际不敢口是而心违。事求免于流俗，礼求合于先儒……宁为礼屈，勿为势拘。"汪机医术精湛，其弟子陈桷为其所写的小传中这样描述："精于医，赖以存活者众。"清道光七年（1827）及民国三十三年（1944）《休宁县志》中记载："殊证奇疾，发无不中。名高难致，病者有听謦咳，顿喜遂瘳，所全活甚众。"徐春甫《古今医统大全·历世圣贤名医姓氏》云："郡人求之，多效，日益众，居士弗容辞。"清代张廷玉《明史·方技传（李时珍传）》中云："吴县张颐、祁门汪机、杞县李大可、常熟缪希雍皆精通医术，治病多奇中。"

（三）求书若渴，研读发挥

与歙县是整个徽州的府治所在地及政治文化经济的中心不同，汪机居处的祁门县地处山区，与外界交往相对要少，各种书籍文献的占有量也相对较少，医学书籍更稀缺。汪机一生十分重视医籍的收集与购置，有些书甚至不惜数百里、花重金抄录带回。如《脉诀刊误》一书的获得过程，即是这一情形的真实写照。其在该书序中曰："乡先正风林朱先生为节抄之，予始闻是书于歙之旧家，彼视为秘典，不轻以示人。予备重赏，不远数百里，往拜其门，手录以归。"既是费尽周折获得此书，汪机自然是精心研读，对于其中不足之处加以阐发和补充。正如他在序中所言："然而传写既久，未免脱误，予于是补其缺而正其讹。又取诸家脉书要语及予所撰《矫世惑脉论》附录于后，以扩《刊误》未尽之旨。"从而使该书学术价值倍增。再如《推求师意》一书的获得，也是汪机早年"于歙之名家获睹是编，观其中之所语，皆本丹溪先生之意，门人弟子推求其意，而发其所未发者……予深喜之，遂录以归"。汪机抄录后一直没有刊刻出版，只是作为自己平日研习的读本。在汪机晚年时，由其弟子陈桷和友人出资刊行于世。

（四）传播正道，指导后学

汪机一生治学严谨，对其所读之书、所听之说有悖医理者，则著书阐述，力求传播正道，有利后学者。其编撰的如《脉学刊误》《运气易览》《针灸问对》《外科理例》《痘治理辨》和《推求师意》等书即是代表。正如其在《脉学刊误》"自序"中所云："昔朱文公跋郭长阳医书，谓俗间所传《脉诀》，辞最鄙浅，非叔和本书……元季同父戴君，深以为病，因集诸书之论，正于歌括之下，名曰《脉诀刊误》……然而传写既久，未免脱误，予于是补其缺而正其讹……自今而后，学者得见是书而用其心，则歌括之谬，一览可见。"再如，《运气易览》自序中交代其著书缘由："奈何程德斋、马宗素等妄谓某生人于某日，病于某经，用某药，某日当汗瘥，某日当危殆，悖乱经旨，愚惑医流，莫此为甚……予今蒐辑纂为此篇，名曰《运气易览》，论以明其理，图以揭其要，歌括以便于记诵，其于初学未必无补于万一。"

（五）编辑教本，便于后学

汪机能够体恤后辈学医的不易与难处，为了使后辈学医能够比较系统和易学，不受文献占有和文化水平一般的限制，也不受医理深奥和文字古奥的影响而半途放弃，于是汪机编写了一些内容系统全面、文字浅显、医理阐释易懂的医书。《医学原理》《医读》即是此类医书。汪机在《医学原理》自序中说道："患吾子孙有志于是者，非二十年之功弗能究竟其理，因而挫沮者有之，于是复作是书……惟欲吾之后人，乐守是道，以承吾志。"

总之，汪机医学治学的方向和取得学术成就的背景，不仅仅源于其本身的学术追求，其中也有社会需求的因素起着重要的促进作用。

汪机年谱：

明天顺七年癸未（1463）　汪机出生于医学世家，父亲汪渭（字以望，号古朴）为当地名医。家居安徽省祁门县石山朴墅之地。早年习《春秋》等"四书五经"之书，为求功名，光宗耀祖，曾得"补邑庠弟子员"名，后屡试不第。

明弘治六年（1493）　父亲劝其弃举子业而从医，遂遵父嘱而专心医学。时龄约 30 岁。

明正德十四年己卯（1519）　《重集读素问抄》成书刊印。时龄 56 岁。

明嘉靖二年癸未（1523）　《脉诀刊误》成书刊印。时龄 60 岁。

明嘉靖七年戊子（1528）　《运气易览》成书。时龄 65 岁。

明嘉靖九年庚寅（1530）　《针灸问对》成书。时龄 67 岁。

明嘉靖十年辛卯（1531）　《石山医案》成书刊印；《外科理例》《痘治理辨》成书。时龄 68 岁。

明嘉靖十一年壬辰（1532）　《针灸问对》刊印。时龄 69 岁。

明嘉靖十二年癸巳（1533）　《运气易览》刊印；《本草汇编》刊印。时龄 70 岁。

明嘉靖十三年甲午（1534）　《痘治理辨》刊印；《推求师意》成书刊印。时龄 71 岁。

明嘉靖十五年丙申（1536）　《伤寒选录》成书。时龄 73 岁。

明嘉靖十七年戊戌（1538）　《伤寒选录》刊印；《医学原理》成书。时龄 75 岁。

明嘉靖十八年己亥（1539）　汪机逝世，享年 76 岁。

明嘉靖二十年辛丑（1541）　《外科理例》刊印。

另外，《推求师意》《医读》两部著作，其中《推求师意》抄录于汪机早年，却刊行于汪机晚年时期。汪机去世后，《医读》在明代及清代初期，一直以抄本行世。直至清康熙八年（1669），《医读》才由程应旄增补刊印行世。《医学原理》一书，从其序言中所列已经成书或刊行的医书时间上也可推断，其所列医书最晚成书和刊行的是《伤寒选录》（1538 年刊行），也当是在汪机去世前一两年的时候《医学原理》成书，即《伤寒选录》刊行之后不久。

三、主要成就

　　汪机一生著书立说，先后编著 12 部医药学著作，涉及基础理论、内科、外科、儿科、针灸、本草等内容。其学术上多有建树，主要体现在以下几个方面。

　　一是提出"营卫虚实论"。汪机在不否认朱丹溪的"阳有余阴不足论"的前提下，对阴阳有余与不足的观点进行了新的诠释。其认为，朱丹溪所谓阳有余，符合《内经》所说水谷之悍气，慓疾不受诸邪卫气的定义，即"卫气"为剽悍之气，有阳而无阴；而阴不足，符合《内经》所说水谷之精气，入于脉内，与息数呼吸应的营阴之气。营卫相辅相成，卫气主外，营气主内。若"以气质言，卫气为阳，形质为阴；以内外言，卫气护卫于外为阳，营气营养于内为阴。细而分之，营中亦自有阴阳，所谓一阴一阳，互为其根者是也"。此即阴阳互根。营阴中的营气即阴中之阳，营阴依靠其化生、推动而发挥功能，此中阳气可虚可补。而"补气，亦补营之气，补营之气即补营，补营即补阴"，从这个意义上来理解，人体的虚证皆是阴虚证，也正是朱丹溪拳拳于滋阴的依据所在。至此，汪机将朱丹溪的阴阳有余与不足论统归为营卫阴阳的观点上，这为临床上如何看待"阳有余阴不足"及气虚补气、血虚补气、血虚补血等治则的确立，从理论根本上给予了新的解释。

　　二是提倡"参芪双补说"。汪机提出"营卫虚实论"，是为其在临床上提倡使用人参、黄芪奠定理论基础。汪机认为，《内经》中"阳不足者，温之以气""阴不足者，补之以味"的原则，在人参、黄芪两味药上得到了很好的印证。人参和黄芪可以补脾之阳气，从而使脾更好地运化水谷精微之气。这是参芪补阳的一面。水谷精微之气充盈，则化生人体气血的物质基础得以保证，进而使营血得以充盈，则阴虚之证得以纠正。这又是参芪补阴的一面。汪机因此认为，在临床上不要怕参芪补阳会伤耗阴血，实际上，参芪可以通过补脾阳而促进阴血物质的生成，从而达到补阴血的目的。因此，汪机认为，参芪补气即补阴，补阴即补血，告诫人们，临床上使用参芪与朱丹溪"阳有余阴不足"的观点不相违背。在其《石山医案》所列汪机亲诊的 171 个案例中，用到人参的案例有 156 个，占总案例的 91.23%；用到黄芪的案例有 85 个，占总案例的 49.71%。

三是在诊脉方面的成就。汪机针对"诊脉早晏法"提出了自己的观点，其认为，"诊脉以平旦"，是针对"无病者"而言，对于有病者，则不必拘泥于平旦之时，可以随时诊脉，并强调不应该只凭脉诊一项诊断方法，"必须察色观形，以此相参伍"。汪机对关于寸、关、尺三部尺寸分布的问题予以了驳斥，认为人们不必拘泥于寸、关、尺三部各占多少尺寸，只需将中指寻按在寸口部高骨之处，以定关部，其余两指自然落在寸部和尺部，从而简化了寸、关、尺三部取脉的标准，有利于初学者学习。针对凭脉可预知人之"富贵穷通"的说法，汪机认为，凭脉诊病尚不能完全把握疾病之所在，需要四诊合参才能诊断清楚，而凭一脉象就可知道一个人的富贵穷通，显然是荒谬不经的事，这些反映了其进步的思想。

四是在针灸方面的成就。汪机反对无论何病皆用针灸治疗的风气，主张要针药并用；强调针灸治病先要诊脉；要求人们要遵循古法的实质，不要被现实中名目繁多的针法所迷惑，方可获得针灸针法的真谛；赞同丹溪认为针法只泻不补的观点，认为补虚只有药物才能实现，针法只能起到泻的作用；批驳直接灸烙穴位防病、治病的做法，认为灸烙腧穴的做法有碍经络气血的流通，不利于防病治病。

五是对《素问》词语的再注释与医理的发挥。汪机在滑寿《读素问钞》的基础上，将王冰的注释发挥补充进去，又对滑寿和王冰的注释中不甚理解的词语进行补充性注释，并对他们未尽之意提出自己的理解与诠释。在医理发挥方面，汪机能遵古而不泥古，能够提出自己对经文的理解。如其对王冰和刘完素关于"病机十九条"的认识，就有自己独特的理解。他认为，两位医家专注于具象的病机，而忽视了《素问》这节中最后的总结语，即"有者求之，无者求之，盛者责之，虚者责之"，汪机认为这16字才是病机的总则。

六是中医外科学的成就。汪机首次确立了外科定义，即"外科者，以其痈疽疮疡皆见于外，故以外科名之"，归纳阐述了痈疽32种脉象，总结了痈疽疮疡的病因病机、治疗总则、方法和禁忌等。

七是针对五运六气中的观念进行阐释。汪机以北宋刘温舒《素问入式运气论奥》为蓝本，参以《素问》《褚氏遗书》《三因极一病证方论》《素问玄机原病式》《注解伤寒论》《圣济总录》等相关医籍文献，编著《运气易览》一书。对相关运气理论进行新的诠释，如"南北政"的理解与诠释，汪机与王冰及诸家的脉象不应诸说进行了高度的概括，强调"但看三阴所在，司天主寸，在泉主尺，不论南政北政，"具有极大的启发意义。汪机还对陈无择所述"五运时气民病""六气时病民病"进行了补充，认为异常气候变化时可导致"复气"的情况发生，并据此情况创立了6首生克复气之方，丰富了临床治疗内容。

汪机

著作简介

汪机一生勤于著述，先后编著、辑录了 12 种医书。其中汪机的原创著作是《石山医案》；辑录他人著作内容并加以点评发挥者，有《脉诀刊误》《重集读素问钞》《运气易览》《痘治理辨》《推求师意》《外科理例》《伤寒选录》《医读》等；汪机编著的著作，有《针灸问对》《医学原理》《本草汇编》等。

一、《脉诀刊误》

《脉诀刊误》，又名《脉诀刊误补注》《补订脉诀刊误》《脉诀刊误集解》。初刊于 1523 年。此书原为元·戴起宗（同父）有感于《脉诀》较之《脉经》错讹遗漏较为严重，乃集先贤诸书之论于《脉诀》中，撰成《脉诀刊误》。徽州休宁人朱升偶见是书，节抄其要。汪机听闻之后，便前往朱处，以重赀抄录带回研读。此书因传写日久，脱误之处难免，故汪机又取诸家脉书要语及其自撰《矫世惑脉论》附录于书后，以扩《脉诀刊误》未尽之旨。又因刊印乏赀，成书后束之高阁。其弟子许忠将这一情况告与休宁程师鲁先生，程氏又通告其亲家吴子用，于是吴子用将该书刊刻出版。

该书正文两卷，为朱升节抄戴起宗原著部分。戴起宗采用夹叙夹议方式，针对《脉诀》内容采撷先贤诸论及己见于后，补充完善《脉诀》内容，力图纠正《脉诀》错讹之处，汪机对这两卷内容基本上是照抄不改。附录部分为汪机针对一些特殊问题进行的讨论，包括汪机辑诸家脉书要语及自己的观点，还有其自撰的《矫世惑脉论》。

二、《重集读素问抄》

《重集读素问抄》，又名《读素问钞》《素问秘钞》，3 卷，初刊于 1519 年。是书是对元·滑寿所辑《素问钞》的增注。关于该书书名，安徽中医药大学顾植山教授曾于《明清名医全书大成·汪石山医学全书》中有较为详细的表述："为有利于与滑寿原著区别，汪氏补注本可依汪氏自序定名为《重集读素问抄》，署为'滑寿原辑，汪机补辑'，有称汪氏补注本为《续素问钞》者，但易被理解成滑寿原著以外的续辑，故不若上名为好。而《读素问钞》宜指滑寿原著。《读素问钞》又常简称为《素问钞》，但是《素问钞》又有何镇同名书，故不如用《读素问钞》正式而专指。另外，黄虞稷《千顷堂书目》载有汪机《内经补注》一卷，未见有传本。其实，所谓《内经补注》当是《重集读素问抄》的别称。例如《石山居士传》称汪机有《内经补注》若干卷，显然是指《重集读素问抄》而言；程曾所作《石山医案刻序》称汪机'于素问则有补注'，所指也是《重集读素问抄》。至于程镶跋《运气易览》时所说已梓行的《素问补注》，则是指《重集读素问抄》的'补遗'部分了。"

从汪机自序中可以看出，汪机所抄之滑寿的《素问钞》原文中，并未将王冰原注全部收录，仅是在一些滑氏以为较难明白的地方引用王氏原注。即"王氏所注多略不取"，仅仅在"经文最难晓处，附其一二"。但汪机以为，滑氏可以明晓之处，未必其他人也能知晓，故在重抄《素问钞》时，又将王氏的原注补入其中，为了与滑氏之注及其本人之注加以区别，汪机采取凡引用王冰之注前均以"续"字开头，引用滑氏之注则以"今按"开头，自己的注释则以"愚谓""愚按"开头。使读者既知滑氏原书之貌，又能区别王冰与汪机对《素问》进一步注释的内容。这对更好地学习与理解《素问》原义起到了很好的作用。至于汪机在正文中有用"愚谓",有用"愚按",经过比较,"愚谓"多是汪机对原文的自我理解之语,而"愚按"则多是汪机引述别人或别著之语的阐述。因此"愚谓"之语当是最能体现汪机学术思想之处。

考究滑氏《素问钞》所据本子,当为北宋"校正医书局"林亿、高保衡等人据王冰《次注黄帝内经素问》本校注的"新校正"本删节抄录补注而成。

从全书来看,前面的上、中、下三卷,基本上是以"原文""王注""滑注"和"汪注"的体例形成,而"读素问抄补遗"一篇并不是这种体例。汪机自序中并未交代此篇是其本人补入,据顾植山教授所考,此篇为汪机所补。

三、《石山医案》

《石山医案》,3卷,附录1卷,初刊于1531年。本书系汪机门人为汪机编录的专集。此书虽以医案为主而名《石山医案》,然其中编入了汪机的部分医论、书信、笔记,以及由汪机友人李汛所写的《石山居士传》和汪氏门人程镳撰写的《病用参芪论》。汪机的名作《营卫论》即冠于本书之首。就所载医案而言,全书卷上记载57个,卷中记载55个,卷下记载23个,附录记载48个,总共载有183个案例。其中转抄《韩氏医通》中案例(包括医论)者有3条,集中在卷下,分别为"脉""补阴"和"惊"3条;他人诊治案例有9个,分布在卷上的"鼓胀""茎中虫出"2条,卷中的"杨梅疮"3条,卷下的"喜""舌出""忧""气结"4条;其余属汪机亲诊者171个。这些案例处处体现汪机主张人参、黄芪补气补阴的学术思想和临证体验。后世通常把此书视作汪氏学术思想及临证经验的代表作。

四、《运气易览》

《运气易览》，3 卷，初刊于 1533 年。本书以北宋刘温舒《素问入式运气论奥》为蓝本，兼收他家运气见解和己按，较系统地介绍了运气常识，配以歌括和图解，简明扼要，并注重临床应用，编有五运主方治例、六气主病治例等。个别地方还引据病案论证。

五、《针灸问对》

《针灸问对》，又名《针灸问答》，3 卷，初刊于 1532 年。本书取《内经》《难经》及诸家针灸之书，"穷搜博览，遇有论及针灸者，日逐笔录，积之盈箧"，"复序次其说，设为问难以著明之"。上卷六十问，讨论针灸基本理论问题；中卷十五问，论针法；下卷十问，为灸法和经穴。答问的内容，大都摘自针灸典籍，亦有汪机自己的一些发挥。

六、《外科理例》

《外科理例》，7 卷，附方 1 卷，初刊于 1541 年。自序谓"古人所论治无非理也"，欲"学者诚仿其例而推广之"，故名"理例"。"自序"中，汪机第一次对"外科"概念进行了定义，其言"外科者，以其痈疽疮疡皆见于外，故以外科名之"，并且再一次强调"有形诸外，必形诸内"的整体观念，告诫后人"外科必本于内"，若"治外遗内，所谓不揣其本而齐其末"，则遗留后患。书中内容多辑自其他外科著作，主要包括薛己的《外科心法》（1525 年）和《外科发挥》（1528 年）（两书中又摘录有南宋陈自明的《外科精要》、金代李东垣的《东垣试效方》、元代齐德之的《外科精义》及明初徐彦纯、刘宗厚的《玉机微义》等内容）。除此之外，书中尚有引用朱丹溪《外科精要发挥》的内容。日本丹波元胤《医籍考》（1826年）注明此书已佚，目前确未再见此书流传，这说明在汪机编辑《外科理例》时此书尚存于世。书中所举案例，大多数取自上述几本书中的案例，内容文字有所改动，但原意保留。汪机在有的案例后略加点评，如"此症凭脉论治""此症凭因论治""此症为未凭脉误治"等，使读者受益颇多。全书分154门（包括《补遗》）、附方265首。补遗附于第七卷末，亦有单作一卷者。

七、《痘治理辨》

《痘治理辨》，又名《痘疹理辨》，1卷，附方1卷，初刊于1534年。因"嘉靖庚寅（1530）冬，有非时之暖，痘灾盛行，而死者过半"，"遂探索群书，见有论治疽疮者，纂为一编"。书以诸家所论列之于前，引魏直《博爱心鉴》之说辨之于后，卷末附痘治方153首。

八、《推求师意》

《推求师意》，2卷，初刊于1534年。本书原为朱丹溪的门人戴思恭所撰，汪机于歙县名家处获见戴氏之本，录之以归。因"观其中之所语，皆本丹溪先生之意，门人弟子推求其意而发其所未发者"；又嘉许协助整理刻印的陈桷、项恬"能善推予之所欲推"，故题其名曰"推求师意"。汪机在抄校此书的过程中多有发挥。

九、《医读》

《医读》，7卷，大约成书于汪机晚年时期。汪机仅以此书作为弟子学习之用，并未刊刻出版，流行于世的皆为抄本。后在清代，即1669年，程应旄为教授弟子之需，将自己得到的残本《医读》"补葺其缺，芟订其讹"，整理成完本，于康熙八年（1669）刊印行世。

此书内容全部择取于历代名医名著，所述"必以《内经》《难经》《脉经》、本草及张仲景、孙思邈、王焘、巢元方、刘守真、杨仁斋、张子和、张洁古、张鸡峰、李明之、朱彦修、陈无择、滑伯仁等诸名家之书，以至当代"。卷之一为药性，分补气健脾、理气宽中等11类，总计151种药物的药性。卷之二为脉候，分诊法、脉形、绝脉、生意、杂病生死脉、妊妇脉、小儿脉7项，简明扼要地述说了脉诊的要点。卷之三至卷之五为病机，叙述了95种病机。卷之六、卷之七为方括，共有126首药方。

《医读》是一部颇有特色的普及性医学书籍。该书的前5卷内容都是四言句式，且缀以韵语；后两卷内的煎药方以七言诗形式出现，丸药方以散句形式出现。整部书基本上是韵文，非常便于初学者记诵。

十、《医学原理》

《医学原理》，13卷，初刊年代不详，应在汪机去世之后。本书为汪机晚年最后完成的临床综合性著作。汪机感到自己虽已著书多种，但内容较分散，"患吾子孙有志于是者非二十年之功弗能究竟其理"，于是复著此书，自谓"朝究暮绎，废寝忘食，经历八春，而始克就"。书中卷一以经络图主论十二经脉，各经腧穴数量及"穴法歌括"；卷二论奇经八脉，其中任、督二脉体例如论十二经脉，其余只有一般性文字论述；余 11 卷均为各证临床内容，包括某证之论、治疗大法、丹溪治某证的临证处方和加减、治某证的常用方剂。汪机在该书中所列治某证之方中，均包括某方主治证候、病因病机及方解等内容。我们知道，医史上全面注解方剂的专著是吴崑的《医方考》，但在汪氏的《医学原理》中，无论是方解内容、体例，还是注解方剂的数量，均可称之为"全面注解方剂"之作，并且汪氏该书要早于吴氏的《医方考》。本书主要是汪机总结前人，尤其是朱丹溪临床经验之作。

十一、《伤寒选录》

本书是汪机壮年读《伤寒论》时，对经文及各家论注做的分类选编。自序云，"尝辑诸说，少加隐括，分条备注，祖仲景者书之以墨，附诸家者别之以朱"，以"备临证参考之用"。当时并没有准备刻印，"稿几废弃如故纸"。晚年交付门人陈桷和程镳，由两人"逐条补辑，反复数过"，"爰及三载，始克告成"，时已在嘉靖丙申年（1536）三月。初刊于 1538 年。此书刊出后曾传至日本，丹波元胤《医籍考》有著录。国内近世未见此书流传。1999 年，中国古籍孤本大全委员会据日本所藏明万历三年（1575）敬贤堂刻本复制归国，并于 2002 年 7 月由中国古籍出版社影印出版，此书才得行于国内。

从原书影来看，为 8 卷 9 册，其中卷八分为上下两册。按其卷一目录所述，卷一当有 38 个专题内容，但是在与实际内容比较后发现，整个卷一内容仅有自"原书一至审证十三只"13 个专题，少了自"伤寒言证不言病十四至足六经证法"25 个内容。据原日本藏书目录《（改订）内阁文库汉籍分类目录》载"《伤寒选录》信息：八卷（冈本启迪院书藏），明·汪机撰，陈桷编。明万历三年（敬贤堂）医，九（册）（303～146）"。这与书影的实际卷册数一致，也就是说，现藏于日本的《伤寒选录》本也缺卷一后25个专题内容。这说明现仅存于日本的版本，既是一部孤本，也是一部残本。

　　全书共由4个部分组成。第一部分包括书前"石山先生像"、"石山先生自赞"、友人李汛对汪机题赞、友人程文杰对汪机题赞、门人陈桷两则题辞、友人程某作"伤寒选录序"、汪机作"伤寒选录前序""伤寒选录凡例""伤寒选录目录"（卷一至卷七部分，卷八目录分列于卷八之前）及书后门人陈桷题跋。第二部分为卷一，主要是采集"诸先贤所论于仲景有发明者"，"以广识见"，包括黄仲理《伤寒类证》、陶华《伤寒六书》、吴绶《伤寒蕴要》、王履《医经溯洄集》等内容。第三部分为卷二至卷七，其中卷二至卷六部分，为仿成无己《伤寒明理论》体例，就六经病证"摘取诸症条中一症，另立条款，为之发明。成氏或有所未莹者，复附诸贤所论，俾学者知有所择"，"各症成氏所释有未当者，复采诸贤之说以附益之，使观者知所适从"。除了《伤寒论》的病证之外，还添加了《金匮要略》中的病证，如"奔豚""百合""狐惑"等，又增加了温病的论述内容。其中间有汪机及门人陈桷所加按语，分别以"愚按""愚谓"和"桷按"与原文区别。卷七为六经病脉汇集，"使人知脉同症异而治亦各有不同"，也主要辑录自王叔和、陶华等论脉内容。第四部分为卷八，介绍伤寒方药，分为"药方加减例""伤寒药性主制要略"和"制方用药之法"三部分。"药方加减例"是将书中所用方剂集中叙述，并附加减法。"伤寒药性主制要略"是将所用的195种药物的性味、归经和功效加以略述。"制方用药之法"主要阐述组方原则。其中后两部分内容主要辑自吴绶《伤寒蕴要》中"伤寒药性主制要略"和"制方用药之法"两篇。

十二、《本草汇编》

　　《本草汇编》，又名《本草会编》，20卷，佚。依据李时珍《本草纲目·第十二卷草部·人参·正误》中收录汪机《本草汇编》按语的内容来看，其对人参使用的观念与《石山医案》中"参芪双补说"的思想观念十分吻合，因此，这两部书的成书和刊刻时间应十分接近，该书刊印应不晚于1533年。该书依据王纶《本草集要》体例，不收草木形状。李时珍曾评价"其书撮约，似乎简便，而混同反难检阅；冠之以荠，识陋可知；掩去诸家，更觉零碎；臆度疑似，殊无实见，仅有数条自得可取尔"。这也许即是该书亡佚不传的原因之一。

　　后世多将汪机的《脉诀刊误补注》《石山医案》《重集读素问抄》《运气易览》《针灸问对》《外科理例》《痘治理辨》及《推求师意》等8种书，合编成《汪石山医书八种》（30卷）行世。

汪机

学术思想

汪机为明清时期具有代表性的中医理论和临床大家，其学术思想及成就的产生有时代等多方面的因素，其学术理论和实践经验对后世产生了深远的影响，在中医学的发展历史上居于重要地位。

一、学术渊源

汪机生活于明代中后期，其学术思想的产生受到金元医家，尤其是朱丹溪和李东垣的学术影响最大。李东垣的脾胃学说、朱丹溪的痰郁杂病学说，均是其学术思想的核心内容。除此之外，明代初中期所形成的医学思想（包括流弊），也为其深入思考并解决一些医学学术问题提供了社会背景。同时，我们还应对汪机自身的文化和医学修养及其所处地域的社会、文化、医学及经济背景因素予以关注，这些因素在每一位医家学术思想及其成就的形成过程中，均发挥着重要的作用。剖析这些因素，可以更加准确地把握和理解医家学术思想与成就的内涵实质。

（一）践行儒道，诚信仁爱

汪机青少年时期，也是孜孜以求地学习儒学经典，希冀考得功名，这是当时徽州乃至整个中国社会稍有文化背景的家庭普遍的价值观与做法。虽然汪机最终并没有考得理想的功名，但其所受的文化教育却为后来的医学人生观奠定了基础。

1. 真诚待人，心存仁术

儒学待人之道，体现在"诚信"与"仁爱"两个方面，汪机在一生中以实际行动践行着儒学信仰。其自我评价是"平居不敢于名而犯义，交际不敢口是而心违。事求免于流俗，礼求合于先儒……宁为礼屈，勿为势拘"。其真诚待人，不为权势所屈，但求符合礼教之规定。在行医过程中始终秉持"仁爱"之心，体恤病人疾苦，"心存仁术"，并将之贯彻于医学道德之中，形成了汪机的医德思想，因而备受病人的好评。

2. 好儒爱书，广罗医书

汪机一生爱读书、爱搜书、爱著书，这与其早年所受的儒学教育及地域文化环境是密不可分的。正是这些因素，其一生除了"志好儒书，颠已垂白，手不停披"，还珍惜医籍中的一些珍本或孤本。在其所著的12种医书中，花重赀抄录的医书有《脉学刊误》《推求师意》等，其他依据其所藏之医学文献编辑发挥。在出版资金不足的情况下，想尽办法，刊刻出版以广医学之仁术。其一生手不释卷，在临证之余经常批阅医学书籍，直到晚年仍在门人的帮助下编撰医书，大多数医书是在其晚年时出版的。

（二）营卫、参芪说的渊源

汪机的营卫、参芪学说的产生与明代初期医界对朱丹溪"阳有余阴不足论"的曲解有着直接的联系。其学术思想的形成，受到了《内经》"营卫观"、李东垣"脾胃虚损观"的影响，同时也参考和汲取了其他医家的学术思想。

1.《内经》"营卫观"的影响

《内经》中卫气的剽悍特性，以及营阴的阴阳双重性的"营卫观"，为汪机形成"营卫论"的新观点提供了思想依据。而"阳不足者，温之以气；阴不足者，补之以味"的治疗原则，又为"参芪说"的确立找到了指导思想。

2. 东垣"脾胃虚损观"的影响

李东垣的脾胃虚损观，为参、芪在固护脾胃生气、调元固本方面形成了范式。尽管朱丹溪"阳有余阴不足"论，在汪机看来是针对常态之人的，但其却无意去否定朱丹溪的学说，而是以此为前提，提出"营卫论"来加以佐证和附会朱丹溪的学说，从客观上来说不一定妥当，但也正反映了汪机"营卫论"的形成与朱丹溪学说的渊源关系。

3. 同时代医家观点的印证

汪机在《石山医案》中曾经提到韩懋的《韩氏医通》内容，引用了韩氏"脉""补阴"及"惊"等医论医案，并称"予尝熟谙，以其暗与己合，故录之不忘"。薛己比汪机年轻14岁，但其《内科摘要》（1529年）却比汪机《石山医案》（1533年）早4年出版。汪机在此书中并未直接提到薛己的书和思想，但在其《外科理例》（1531年）的"自序"中，曾经提到"辑已成编，复得新甫薛先生《心法》《发挥》（即《外科心法》和《外科发挥》，1528年刊行）读之，观其论治，亦皆一本于理，而予窃喜暗与之合"。从时间上推测，《石山医案》成书于1531年，刊行于1533年，《外科理例》刊行于1531年，汪机极有可能看到了薛氏的《内科摘要》内容，可能是两者所论不尽相同，因为薛己的《内科摘要》主要传承的是李东垣的思想，注重脾胃虚损的修补，但也注重肾和命门的温补，这些与汪机要阐述的观点还是有一定差别的，可能是这个原因而没有明提薛己的学术观点"与之暗合"。但无论韩懋还是薛己，抑或是汪机，他们都有一个共同之处，就是反对滥用苦寒滋阴药物而致脾胃受损，主张固护脾胃生气。

汪机因医疗时弊所形成的"营卫论"观点，既具有个人的学术特色，同时又具有时代特色。其据此而强调临证顾护脾胃后天之本元气的观点，对后世影响较大。汪机弟子以及再传弟子或私淑其思想的后人，将这一思想发扬光大，形成了明代中后期"固本培元"医派。

二、学术特色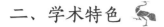

（一）创立"营卫虚实论"

在汪机所编著的 12 种著作中，最能代表其学术思想的是《石山医案》。《石山医案》所收医案及医论，反映了汪机"营卫虚实论"与"参芪双补说"的学术思想和实践体会。汪机"营卫虚实论"形成的起因，与朱丹溪的"阳有余阴不足"论的思想在明代初期的曲解，有着直接的渊源关系。

1.朱丹溪"阳有余阴不足"论内涵

"阳有余阴不足论"一文，收于朱丹溪的《格致余论》中。此论开篇指出："人受天地之气以生，天之阳气为气，地之阴气为血。故气常有余，血常不足。"其以"气常有余，血常不足"为"阳有余阴不足"立论。朱丹溪以天地、日月及男女的阴阳属性关系作为论据来阐释这一论点："天地为万物父母。天大也，为阳，而运于地之外；地居天之中，为阴。天之大，气举之。日实也，亦属阳，而运于月外；月缺也，属阴，禀日之光以为明者也……故人之生也，男子十六岁而精通，女子十四岁而经行。是有形之后，犹有待于乳哺水谷以养，阴气始成而可与阳气为配，以能成人而为人之父母。"接着又说，"男子六十岁而精绝，女子四十九岁而经断。夫以阴气之成，止供给得三十年之视听言动，已先亏矣。人之情欲无涯，此难成易亏之阴气，若之何而可以供给也。"说明在人之一生中，阴气难成而阳气有余之理。

朱丹溪分析了人体心、肝、肾的生理作用和病理变化，指出心之君火与肝肾之相火之间的关系，即君火动牵动相火，相火动则致"阴精暗流而疏泄"，揭示了"阳有余阴不足"在人体中的表现。因此，朱丹溪指出，若要不使阴精耗损，就必须按照圣贤所说的"收心养心"的观念去做。

朱丹溪又以天地、四时、五行及五脏合一的关系进一步阐释阴阳消长，即"天地以五行更迭衰旺而成四时，人之五脏六腑亦应之而衰旺"，举出四月、五月、六月、十月、十一月这 5 个月中的阴阳消长与人体疾病罹患的关系，最后指出"善摄生者，于此五个月出居于外，苟值一月之虚，亦宜暂远帷幕，各自珍重，保全天和，期无负敬身之教，幸甚"，点明懂得"阳有余阴不足"之理在摄生养生方面的重要性。

由此可见，朱丹溪所论"阳有余阴不足"，实际是通过讲述自然的一般规律，强调人体相火易妄动、肾精易亏乏，从而告诫人们要顺应自然，收心养心静心，以达到保护易亏易损之阴精而防病长寿的目的。

朱丹溪的思想得到广泛传播，产生了深远影响，而不善学者往往误解，以致滥用苦寒滋腻药物以清相火（虚火）和滋阴，从而形成一时流弊。明代初期一些医家，较为盲目或片面地理解和遵循金元医家的学术思想，尤其王纶《明医杂著》（1505 年）的刊刻行世，使朱丹溪"阳有余阴不足"之滋阴学说更为盛行。因而，在临床上因为过分使用苦寒滋阴之品而导致脾胃正气受损的案例颇为多见，以至于来找汪机看病的病人中，除了原有疾病没有去除以外，还出现了脾胃正气受损等医源性病证。

2. 汪机"营卫虚实论"内涵

汪机为了纠正明代初期医家们关于朱丹溪"阳有余阴不足"观点的误解，特在其《石山医案》开篇列"营卫论"，论述朱丹溪这一著名论点的真正内涵，并依此引出其"营卫虚实论"。

首先，汪机认为，朱丹溪这一论断是基于常人所言，强调的是人之生理常态。他指出"丹溪揭出而特论之，无非戒人保守阴气，不可妄耗损"的意思；若是在病理状态下，则还需气虚补气、血虚补血，并非一味地专从滋阴着手，两者应该加以区别而不能混为一谈。为此，汪机还列举朱丹溪即使在治疗产后阴虚之证时，也不是专滋阴，而是根据脉象辨证结果的不同区别补气、补血药的使用比例。即若"右脉不足",则"补气药多于补血药";若"左脉不足",则应"补血药多于补气药"。

其次,对于世人以为气病补血无害、血病补气有害的观点,汪机认为,血病补气有害,是因为使用了过于刚烈的补气药所致;补血药即使柔和,错用在气病时也同样有害。他主张补气药和补血药的使用,应该建立在正确辨证的基础上,方可避害趋利。

最后,针对世人对朱丹溪"阳有余阴不足"论的困惑,汪机从卫气和营血的关系出发,来解释朱丹溪的"阳有余阴不足"论。他认为,营卫的关系即是朱丹溪"阳有余阴不足"观点的最好佐证。在营卫之中,阳有余之阳,指的是《内经》中所定义的水谷之悍气,剽疾不受诸邪的卫气;阴不足之阴,指的是《内经》中所定义的水谷之精气,入于脉内,与息数呼吸应的营阴。营与卫是相互依存的关系,营阴依靠卫阳才能营昼夜、利关节,卫阳依附于营阴才能固护于外,两者在各经中的分布,又有气多血少和血多气少之别,也即古人所谓"阴中有阳,阳中有阴"的关系。朱丹溪所谓"阴先虚而阳暴绝"的观点,就是强调阳赖阴而有所依附的意思。据此,汪机进一步指出,若"以气质言,卫气为阳,形质为阴;以内外言,卫气护卫于外为阳,营气营养于内为阴。细而分之,营中亦自有阴阳,所谓一阴一阳,互为其根者是也",即阴阳互根。营阴中的营气即阴中之阳,营阴依靠其化生、推动而发挥功能,此中阳气可虚可补。而"补气,亦补营之气,补营之气即补营,补营即补阴",从这个意义上来理解,人体的虚证皆是阴虚证,也正是朱丹溪拳拳于滋阴的依据所在。至此,汪机将朱丹溪的阴阳有余与不足论统归于营卫阴阳的观点上,这为临床上如何看待"阳有余阴不足",以及气虚补气、血虚补气、血虚补血等治则的确立,从理论根本上给予了新的解释,为其进一步确立"参芪双补说"奠定了理论基础。

（二）倡"参芪双补说"

1. 重申人参黄芪双补作用

汪机在上述营卫阴阳关系理解的基础上，进一步阐释人参和黄芪在补气（补阳）和补血（补阴）方面的双重作用。他认为《内经》中所谓"阴不足者，补之以味"和"阳不足者，温之以气"的观点，恰恰是人参和黄芪的作用所能兼顾的。汪机指出："参芪味甘，甘能生血，非补阴而何？"又说："参芪气温，又能补阳，故仲景曰气虚血弱，以人参补之，可见参芪不惟补阳，而亦补阴。东垣曰血脱益气，仲景曰阳生阴长，义本诸此。"从而说明参、芪不但具有补气的功用，而且还可以通过补气来达到补血的目的。世人对参、芪补阴作用未曾考究，以为阴虚之证只能一味地使用滋阴药物，导致因为过用滋阴苦寒之品而损害脾胃之气，从而影响正气的恢复，治疗效果往往适得其反。

2. 诸家人参黄芪观

人参、黄芪的功效，在各家论述中可以进一步佐证汪机参芪双补说。

据现代《中药大辞典》中对于人参、黄芪的记载，人参，"性味：甘，微苦，微温。归肺、脾、心、肾经。功用：大补元气，固脱，生津，安神"。黄芪，"性味：甘，温。归肺、脾经。功用：益气升阳，固表止汗，利水消肿，托毒生肌"。人参、黄芪条下引述了古代医家有关这两味药的认识。

人参条下记载：①李杲：人参甘温，能补肺中之气，肺气旺而四脏皆旺，肺主诸气故也。仲景以人参为补血者，盖血不自生，须得生阳气之药乃生，阳生则阴长，血乃旺矣。若阴虚单补血，血无由而生，无阳故也（引自《本草发挥》）。此既指出血赖阳气所生之原理，又证明了人参补肺气对于补血的作用。②《本草蒙筌》：大抵人参补虚，虚寒可补，虚热亦可补；气虚宜用，血虚亦可用……贵在察证虚实为先，当减当加，自合矩度。此指出人参的气阴双补作用，在阳虚和阴虚证中均可发挥补益作用。③《人参传》：人参，生用气凉，熟用气温；味甘补阳，微苦补阴。如土虚火旺之病，则宜生参凉薄之气，以泻火而补土，是纯用其气也；脾虚肺怯之病，则宜熟参甘温之味以补土而生金，是纯用其味也。（引自《本草纲目》）此虽言人参生用与熟用在补益上的不同之处，但不离人参能够补益气味之作用。④《薛氏医案》：人参，但入肺经，助肺气而通经活血，乃气中之血药也。此处直接说明人参具有补气助血行之功用，为气中血药。⑤《本草汇言》：人参，补气生血，助精养神之药也。⑥《本草正》：人参，气虚血虚具能补。两书对人参的认识，均直言人参为气血双补之药。

黄芪条下记载：①引自《本草纲目》记载李杲对黄芪作用的认识：其认为"黄芪既补三焦，实卫气"。又认为"黄芪与人参、甘草三味，为除燥热、肌热之圣药"。当脾胃虚弱时，"肺气先绝"，"必用黄芪温分肉、益皮毛、实腠理，不令汗出，以益元气而补三焦"。②《本草逢原》认为："黄芪能补五脏诸虚。"③《得配本草》认为："肌表之气，补宜黄芪。"④《本草求真》认为，黄芪能"入肺补气，入表实卫，为补气诸药之最"。若"与人参比较，则参气味甘平，阳兼有阴；芪则秉性纯阳，而阴气绝少"。⑤《本经疏证》认为，黄芪能"直入中土而行三焦，故能内补中气"，能"中行营气，能下行卫气"。又认为"黄芪一源三派，浚三焦之根，利营卫之气，故凡营卫间阻滞，无不尽通"。这些论述均反映出黄芪作为补气之药，能补益肺气而实卫气，补益脾气而实中焦之气。

从以上古人关于人参、黄芪功效的论述不难看出，人参、黄芪均有气血双补的作用，从而可以佐证汪机的观点。

3. 临证辨证变通使用参芪

汪机在阐释了参芪具有阴阳双补功能之后，又在"辨《明医杂著·忌用参芪论》"一篇中，进一步驳斥王纶强调的在阴虚火旺所致的系列病证中忌用参芪的错误观点，认为这是王纶对朱丹溪"阳有余阴不足"观点的片面理解，并举出朱丹溪针对这种情况也不是一味地滋阴而不用参芪的病案来一一批驳。其核心思想还是归结于辨证施治，即"有是病用是药"，认为有些病即使阴虚重于阳虚或已成阴虚火旺之势，不是不可以使用参芪，关键是在于如何根据病的主次去进行配伍和变通。汪机认为，"参芪性虽温，而用芩、连以监之，则温亦从而轻减矣。功虽补气，而用枳、朴以制之，则补性亦从而降杀矣。虑其滞闷也，佐之以辛散；虑其助气也，辅之以消导，则参芪亦莫能纵恣而逞其恶矣"。这反映了汪机临证辨证施治的思想及变通使用参芪的灵活思路。

（三）运气学说

运气学说，自王冰注释《素问》补入"七篇大论"始，后代医家间有论述与发挥，对于临证诊治疾病，尤其是在进行瘟疫辨证施治等方面均有指导性的意义。明代初期，五运六气学说的发展出现了一个高潮，医家开始关注这一学说。至汪机生活的年代，这一学说的发展及人们对其的理解与认识产生了一定偏差。机械地理解和运用运气学说的现象较为普遍。汪机即在此背景下撰写了《运气易览》一书。其在"自序"中说道："圣人详著于经，盖将使人知有所谨，而勿为其所中也。纵使或为所中，亦知其病因。"说明古人创立运气学说的目的，是让人们认识自然规律，从而能够顺应自然，防病治病。又说："虽然运气一书，古人启其端倪而已，圆机之士，岂可徒泥其法，而不求其法外之遗耶……务须随机达变，因时识宜，庶得古人未发之旨，而能尽其不言之妙也。"要求人们于无字处去揣摩古人运气学说的真谛，不能拘泥于书面之言，更要理论结合实际，因时因地地运用此学说，才能不枉古人的初衷。汪机写作此书也是经过多年反复斟酌推敲，为使其既能浅显易懂，又能反映古人运气学说的真谛，确是煞费苦心，故该书自刊刻行世以来深受后人推崇。除此之外，运气学说的思想，在汪机撰写的其他医籍中也间有涉及，如《脉学刊误》《石山医案》等。由此可见，汪机对运气学说的重视。

1.《运气易览》文献来源

纵观《运气易览》所涉及的文献内容，大体上可以看出汪机此书所引用的前人运气学说的书籍，有《素问》、南齐·褚澄的《褚氏遗书》、北宋·刘温舒的《素问入式运气论奥》、南宋·陈无择的《三因极一病证方论》、金·刘完素的《素问玄机原病式》、金·成无己的《注解伤寒论》及《圣济总录》等。而以所引用的内容和参照体例来分析，该书又多以刘温舒《素问入式运气论奥》为蓝本，兼取他书内容，并结合自己的观点以补充和完善刘温舒所论之不足。

2. 运气学说的阐发与应用

汪机在全面研究前人文献的基础上，对一些理论深奥难于理解的内容进行了阐释与发挥，力求明了易懂，并根据自我理解与感悟创立了一些运气对应方剂。

（1）汪机对"南北政"的理解

自《内经》提出"南北政"的概念，后世医家对于这一概念的理解与解释不尽相同，以致"南北政"成为运气学说中困扰历代医家的一个难题。

"南北政"出自《素问·至真要大论》。论曰："夫子言察阴阳所在而调之，论言人迎与寸口相应，若引绳大小齐等，命曰平，阴之所在寸口何如？岐伯曰：视岁南北可知之矣。帝曰：愿卒闻之。岐伯曰：北政之岁，少阴在泉，则寸口不应；厥阴在泉，则右不应；太阴在泉，则左不应。南政之岁，少阴司天，则寸口不应；厥阴司天，则右不应；太阴司天，则左不应。诸不应者，反其诊则见矣。帝曰：尺候何如？岐伯曰：北政之岁，三阴在下则寸不应；三阴在上则尺不应。南政之岁，三阴在天，则寸不应；三阴在泉，则尺不应。左右同。"

那么，何为"北政""南政"？唐·王冰注释："木火金水运，面北受气，""土运之岁，面南行令。"又托名启玄子所著《素问六气玄珠密语》指出：六十花甲中，土运之岁为南政计十二年，其余四十八年为北政。王冰的这一理解与解释，为后世多数医家所采纳，其中包括刘温舒及汪机。但就"南北政"与脉象应与不应关系的理解，汪机则不同于王冰。王冰在注释"厥阴在泉，则右不应"时，认为是"少阴在右故"；"太阴在泉，则左不应"是因为"少阴在左故"。汪机的解释是"经论阴之所在脉不应，兼三阴而言，非独指少阴。王太仆于太阴、厥阴下注以少阴，近其位致然，反遗本气，左右不以位取，人所向义亦牵合"。"按脉不应，专指三阴言，然少阴君主也，故主两寸两尺，所以少阴司天，两寸不应；少阴在泉，两尺不应。子之左丑属太阴，故太阴司天，左寸不应；太阴司地，左尺不应。子之右亥属厥阴，故厥阴司天，右寸不应；厥阴在泉，右尺不应。但看三阴所在，司天主寸，在泉主尺，不论南政北政，此要法也。"汪机对王冰及诸家的脉象不应诸说进行了高度的概括，强调"但看三阴所在，司天主寸，在泉主尺，不论南政北政"，具有极大的启发意义。

（2）创制运气"复气"方

在《运气易览》中，汪机还收录了陈无择《三因极一病证方论》中"五运时气民病证治"和"六气时行民病证治"的内容。这些内容是针对六气时行民病的一般情况而言，但对于异常气候变化所致"复气"的情况并未涉及。复者，报复之义。"复气"即为抑之太过，必起反应。汪机认为，《玄珠》论六气有正化、对化之司，若正气化令之实甚，则胜而不复；对司化令之虚微，则胜而有复。胜甚则复甚，胜微则复微，所谓邪气化日也。言六气胜甚复甚，胜微复微。如是气不相得，则邪气中人而疾病矣。然天地之气，亦行胜复。故经曰：初气终三气，天气主之，胜之常也；四气尽终气，地气主之，复之常也。盖胜至则复，复已而胜，故无常其乃止，复而不胜则是生气已绝，故曰伤生也。又岁气太过"。汪机根据临证经验，在《运气易览》中列"六气主病治例"一节，专论运气"复气"的生克制化关系，并创立了六首生克复气之方。

①风胜燥制火并汤

天南星二两半，北桔梗七钱半，小栀子一两，取仁。已上三味入太阴肺经，助燥化制其风。川黄连八钱五分，此一味入少阴心经，泻火抑母之甚。母者，木也。此实则泻子也。青皮二钱半，引诸药至风胜之地。防风三钱，去芦，薄荷一钱，此二味散风之势。

上剉为粗末，每服七钱半，姜三片，水一大盏，煎至七分，去滓温服。（《运气易览·卷之二·三十六·六气主病治例》）

此方为汪机根据"复气说"理论，在风木之气偏胜，须用金克木的生克原理对其抑制，但又要防止其子之火克金的出现所立的方剂。以天南星、北桔梗、小栀子等助金克木制肝风，"助燥化制其风"，又以黄连泻心之君火，"泻火抑母之甚"，防风、薄荷散木之风，青皮"引诸药至风胜之地"，从而发挥各药的作用。

②水胜湿制风并汤

苍术二两，米泔浸，白术二两半，麦壳炒，去麦壳，甘草五钱，炙。已上三味入足太阴脾经，助土制水甚。吴茱萸五钱，干姜五钱七分。此二味入厥阴肝经，泻木，少抑母甚。母者，水也，此实则泻子也。附子一钱，引诸药至水胜之地。

上剉为粗末，每服七钱，大枣一枚，水一盏，煎至七分，去滓温服。（《运气易览·卷之二·三十六·六气主病治例》）

太阳寒水之气偏胜，须用太阴湿土制水，同时又要防止水之子厥阴风木之气克土。用苍术、白术、甘草"助土制水甚"，吴茱萸、干姜泻风木之气，以达到母实泻子的目的。附子一味"引诸药至水甚之地"以发挥各自的药用。

③火胜寒制湿并汤

黄柏二两半，盐水炒，知母一两，去毛。已上二味入少阴肾经，助寒化以制火甚。片黄芩五钱，酒炒，栀子仁小红者。此二味入太阴脾经，助湿化抑母甚。黄连一钱，姜汁炒，引诸药至火胜之地。

上剉为粗末，每服七钱，灯心七根，莲子五枚，水一碗，煎至七分，去滓温服。（《运气易览·卷之二·三十六·六气主病治例》）

少阴君火气化太过，当用苦寒少阴经药以助太阳寒水制克君火，又防君火之子太阴湿土反制太阳寒水。故用黄柏、知母"助寒化以制火甚"，用黄芩、栀子仁入太阴脾经，"助湿化抑母甚"，达到母实泻子的目的。黄连一味既"引诸药至火胜之地"，又同时泻少阴君火。

④土胜风制燥并汤

川芎一两，去芦，米醋炒。经云：木位之主，其补以辛，川芎味辛气温，当归一两半，酒洗。此二味入厥阴肝经，助风化，以制其温。南星一两，汤泡一次，桑白皮七钱，蜜炙，去皮土。此二味泻燥夺母。大枣五枚，引诸药至湿胜之地。川草薢八钱，以散其湿。

上剉为粗末，每服七钱，姜五片，水一碗，煎至七分，去滓温服。（《运气易览·卷之二·三十六·六气主病治例》）

太阴湿土之气偏胜，则应以厥阴风木制之，须防湿土之子燥金反克风木。用川芎、当归入厥阴风木，"助风化，以制其温"，又以南星、桑白皮泻太阴湿土之子燥金之气，以防复气。以大枣一味"引诸药至湿胜之地"，又以草薢开散脾土之湿。诸药共奏土胜风木制之、泻燥金以防反克之效。

⑤热制寒并汤

肉桂二两，去粗皮，此味入少阴心经，助热化以制金甚。当归一两，半酒洗，此味助木生火以制燥甚。泽泻一两，去毛。此味入少阴肾经，泻寒以抑母甚。独活六钱，此味与泽泻颇同。桔梗三钱半，引诸药至燥胜之地。

　　上剉为粗末，每服六钱，水一碗，煎七分，去滓温服，燥易即止。

　　此方名依据其他五方名称和内涵，当为"燥胜热制寒并汤"。阳明燥金之气胜，当以少阴君火之气制之，又防燥金之子太阳寒水之气反克，故须泻寒水之气。用肉桂助少阴心经热化以制金甚，以当归"助木生火以制燥甚"，泽泻、独活泻少阴肾经寒水之气，以抑母燥金之甚。用桔梗一味，"引诸药至燥胜之地"，共行燥胜热制泻寒之效。

　　⑥火胜阴精制雾沤溃并汤

　　天门冬三两，蜜汤浸，去心，生地黄二两半，酒洗，此二味入阴经助水化以制热甚。柴胡五钱，连翘、黄芩各三钱，此三味入雾沤溃抑甚。地骨皮、黄柏各二钱半，此二味引诸药至热胜之地。

　　上剉为粗末，每服七钱，灯心一撮，水一碗，煎至七分，去滓温服。（《运气易览·卷之二·三十六·六气主病治例》）

　　少阳相火之气偏胜，助太阳寒水以制火，防太阴湿土之气反克寒水。以天门冬、生地黄"入阴经助水化以制热甚"，柴胡、连翘、黄芩"入雾沤溃抑甚"，即泻湿土之复气。以地骨皮、黄柏"引诸药至热胜之地"。

（四）脉学思想

　　汪机的脉学思想，主要体现在《脉诀刊误补注》一书"附录"之中。在此篇中，针对"诊脉早晏法""寸关尺""五脏六腑所出"等12个专题进行了评按，最后对脉学方面的一些错误认识和思潮作了总结性的阐述，即"矫世惑脉论"一篇。兹将其具有代表性的观点评述如下。

1. 诊脉早晏法

　　岐伯曰：诊法常以平旦，阴气未动，阳气未散，饮食未进，经脉未盛，络脉调匀，气血未乱，故乃可诊有过之脉。切脉动静，而视精明，察五色，观五脏有余不足，六腑强弱，形之盛衰，以此参伍，决死生之分。

　　机按：诊法以平旦，主无病者言，若遇有病，则随时皆可以诊，不必以平旦为拘也。于此又知前圣决死生之分，不专于脉也，必须察色观形，以此相参伍也。今世专尚诊脉，而不复问其余，是不知前圣垂训之意也。故表而出之，示警后人。(《脉诀刊误·附录·诊脉早晏法》)

汪机在此肯定了古人诊脉常以平旦之时，对于常人无病者的临床意义。但其更加强调平日诊脉断病不应拘泥于平旦之脉，也不应仅限于诊脉一法，应该"察色观形，以此相参伍"，方能体现诊病的意义，批评了一些医生过分强调脉诊一法而忽略四诊合参的诊病作用。

十二经皆有动脉，独取寸口以决五脏六腑死生吉凶之候者，然。寸口，脉之大会，手太阴之动脉也，脉行五十度，周于身而复会于手太阴。太阴者，寸口也，即五脏六腑之终始，故取法于寸口。

机按：此以气口决死生者，谓气口为五脏主也。《难经》四难言五脏皆以胃气为主，其脉在关上，是人之生死亦系于关上。八难、十四难又言人之有尺，譬如树之有根，脉有根本，人有元气，故知不死，是生死又系于尺脉也。可见寸关尺各有所归重，故越人所以错综其义也。(《脉诀刊误·附录·诊脉早晏法》)

汪机在此既录下了古人强调"独取寸口"的重要性，即寸口为脉之大会，为手太阴之动脉，为五脏六腑之终始之处，为决五脏六腑死生吉凶之候，又指出寸口在关之处为胃气所主，在尺之处为元气之根，也均可决断人之生死的问题。告诫人们应全面综合地理解古人对于"独取寸口"脉法的重要性及寸关尺三部各自具有的诊断意义。

2. 寸关尺

《脉经》曰：从鱼际至高骨，却行一寸，其中名曰寸口。从寸至尺，名曰尺泽，故曰尺寸。寸后尺前，名曰关，阳出阴入，以关为界。阳出三分，阴入三分，故曰三阴三阳。阳生于尺动于寸，阴生于寸动于尺。

机按：《难经》曰尺寸，脉之大要会也。从关至尺，是尺内，阴之所治也。从关至鱼际，是寸内，阳之所治也。故阴得尺内一寸，阳得寸内九分，尺寸始终，一寸九分，故曰尺寸也。于一寸九分之中，曰尺曰寸，而关在其中矣。一难言寸口脉之大要会，以肺朝百脉而言也。此言尺寸为脉之大要会，以阴阳对待而言也。大抵尺阴寸阳，人之一身，经络荣卫，五脏六腑，莫不由于阴阳，而或过与不及，于尺寸见焉，故为脉之大要会也。一说古法寸部占九分，关尺部各占一寸，三部共二寸九分。若臂短者亦依次法，则头指诊在关部，次指诊在尺部，第三指诊在间处，如何知病之所在？今但以高骨为准，揣得高骨，压中指于高骨，以定关位，然后下前后两指以取尺寸，不必拘九分一寸之说也。（《脉诀刊误·附录·寸关尺》）

汪机在此举出了《脉经》及《难经》关于寸关尺三部在寸口的分布位置，阐述了二书对于寸关尺的尺度大小与阴阳之间的关系。他指出《难经》所言"寸口"为脉之大要会，是特指手太阴肺金乃朝百脉而言，而《脉经》所言"尺寸"为脉之大要会，却是特指阴阳相对而言。两者所指各有侧重，表述有所差异，但实为一个道理。汪机还纠正了另一种认为"寸部占九分，关尺部各占一寸，三部共二寸九分"的说法。他指出若按此种说法，在为那些臂短之人取脉之时，第一指当落在了正常的关部，第二指即落在了尺部，那么第三指即落在了间处，这样是无法获得诊病结果的。因此，汪机认为，人们不必拘泥于寸关尺三部各占多少尺寸，只需将中指寻按在寸口部高骨之处，以定关部，其余两指自然落在寸部和尺部，从而简化了寸关尺三部取脉的标准，有利于初学者学习与掌握。

3. 五脏六腑脉所出以轻重分脏腑

左寸，心、小肠脉所出。

重按至血脉，浮大而散者，心脉也，属脏。或谓浮涩而短，轻按至皮毛，浮滑而长者，小肠脉也，属腑。

左关，肝、胆脉所出。

重按至筋骨，沉短而弦急者，肝脉也，属脏。轻按至皮毛，弦紧而浮长者，胆脉也，属腑。

左尺，肾、膀胱脉所出。

重按至筋骨，沉而迟者，肾脉也，属脏。轻按至皮毛，沉实而稍疾者，膀胱脉也，属腑。

右寸，肺、大肠脉所出。

微重按于皮肉，浮短而涩者，肺脉也，属脏。轻按至皮毛，浮短而疾者，大肠脉也，属腑。

右关，脾、胃脉所出。

重按至肌肉，缓而迟者，脾脉也，属脏。轻按至皮毛，微缓而稍疾者，胃脉也，属腑。

右尺，命门、三焦脉所出。

重按至筋骨，沉实而疾者，命门脉也，属脏。轻按至皮毛，沉实而稍疾者，三焦也，属腑。

机按：命门、三焦，配合右尺，《刊误》辩之详矣，兹不复赘。但此与《刊误》并以轻重而分诊脏腑之脉，不知何所据也。意者脏属阴主沉，腑属阳主浮，故以义取轻重为诊式耶？他本又谓内以候脏，外以候腑，其义亦犹此也。然考之《脉经》及《素》《难》诸书，只论五脏之脉，于六腑之脉，虽言之而不详，六腑病脉，虽间或言之，诊法轻重亦未之及，盖谓脏脉可以兼腑欤？抑谓能知脏脉，而腑脉无劳诊欤？或病在六腑为轻，而脉无要紧欤？愚皆莫解其意也。且所论五脏脉状及六腑脉状，与下篇大不相侔，亦不知其何所本也，故著之以俟明者。(《脉诀刊误·附录·五脏六腑脉所出》)

此处汪机提出了《脉经》《内经》中均只论及五脏之脉，而六腑之脉所论不详，更没有什么依据诊脉指法轻重来断定脏腑疾病的问题。至于为何古人只论五脏之脉，而很少涉及六腑之脉的问题，汪机不得其解。又对于依据什么来断定指下轻重即可判断脏腑之病的问题也不甚理解，故其只能"著之以俟明者"。汪机虽提出了上述两个方面的问题，但其在此并没有给出他本人在临证时是如何判断出脏腑之脉不同的，其又有哪些标准可依？这些问题，汪机在临床诊病时是回避不了的。

4. 矫世惑脉论

汪机在其"附录"中撰写一篇名为"矫世惑脉论"的医论，主要阐述当时医学界存在的一些错误认识和观念。其首先指出当时医家只知《脉诀》之法而不知《脉经》之理，是一种较为粗浅的表现，提倡应该深入理解脉学之理，然后才能真正运用好脉诊之法；其次对时下医患均以脉诊为唯一诊病手段的现象提出了批评，指出："若只凭脉而不问症，未免以寒为热，以表为里，以阴为阳，颠倒错乱，而夭人长寿者有矣。是以古人治病，不专于脉，而必兼于审症……古人以切居望闻问之后，则是望闻问之间，已得其病情矣，不过再诊其脉，看病应与不应也……故专以切脉言病，必不能不至于无误也，安得为医之良？"汪机提倡四诊合参而不能独以脉诊之技炫耀自我，以致酿成误诊大错。第三是对人们迷信脉象可以预知人"贵贱穷通"想法的抨击，指出："贵贱穷通，身外之事，与身之血气了不相干，安得以脉而知之乎……以脉察病，尚不知病之的，而犹待于望闻问切，况能知人之贵贱穷通乎！"这是汪机较为理智的唯物观和辩证观思想在看待脉学价值方面的反映。这一进步的观点和认识，在其后面抄录的李东垣、朱丹溪有关脉诊方面的文章中也有涉及。

（五）针灸学思想

汪机所著《针灸问对》，是反映其针灸学思想的代表性著作。在书中，汪机引经据典、汇集诸家注释观点，来阐释针灸经络腧穴的原理。其在书序中曰："余因有感，乃取《灵枢》《素》《难》及诸家针灸之书，穷搜博览，遇有论及针灸者，日逐笔录，积之盈箧。"

1. 反对无论何病皆用针灸治疗的风气

《针灸问对》三问：九针之所主，皆外伤欤？抑亦有内伤欤？

机按：今之针士，决痈用锋针、铍针，其他诸病，无分皮肤、肌肉、血脉、筋骨，皆用毫针，余者置而不用，甚有背于经旨矣。于此而知九针所主，多系外邪薄凑为病，用针施泻，深中病情。使今之人而有是病，针亦在所必用。若夫病邪大甚，元气已伤，决非针之所能济矣。假如痨瘵阴虚火动，法当滋阴降火，针能滋阴乎？痿症肺热叶焦，法当清金补水，针能补水否乎？经曰：阴阳形气俱不足，勿取以针，而调以甘药是也。知此，则病之可针不可针，亦可以类推矣。奈何世之专针科者，既不识脉，又不察形，但问何病，便针何穴，以致误针成痼疾者有矣。间有获效，亦偶中耳。因而夸其针之神妙，宁不为识者笑耶？（《针灸问对·卷之上·三问》）

汪机在此先就人们关心的古人创制九针的用法和适应证，指出九针各有所用，虽用途广泛，但主要是以治疗"外邪薄凑"之病，对此类疾病"用针施泻，深中病情"。至于一些"病邪大甚，元气已伤"之病，却断不可以针所能治。他批判了当时社会上一些专司针灸科的针士，不按照古人所定九针的不同用途和治疗疾病的范围，除了锋针、铍针之外，皆用毫针施治，在不识脉察形等辨证的情况下即轻而下针，虽然有时有效，但终究不会有全面的治疗效果，甚至会因为误针而成顽固之疾。汪机在开篇即首先指出社会上背离先人创制九针的原意而擅自篡改使用九针的危害性，这对当今临床用针不无启示。

2. 强调针灸治病须重视诊脉

《针灸问对》四十七问：针家亦诊脉否？

经曰：凡将用针，必先诊脉，视气之剧易，乃可以治也。五脏之气已绝于内（言脉口气内绝不至），用针者，反实其外之病处，与阳经之合，有留针以致其阳气，阳气至，则内重竭，重竭必死，其死也，无气以动，故静。五脏之气已绝于外（言脉口气外绝不至），用针者，反实其内，取其四末之输，有留针以致其阴气，阴气至，则阳气反入，入则逆，逆则死，其死也，阴气有余，故躁。故曰：上工平气，中工乱脉，下工绝气危生。

机按： 此言工不诊脉，妄行针刺，故不免于绝气危生。(《针灸问对·卷之上·四十七问》)

此节强调针家忽视诊脉所致的截然不同的治疗结果。接下来，汪机又从脉口、人迎等脉象出发阐述经络气血盛衰对于针刺治疗效果的关系。

经曰：持其脉口、人迎，以知阴阳有余不足，平与不平也。不病者，脉口、人迎应四时也，上下相应而俱往来也，六经之脉不结动也，是谓平人。少气者，脉口、人迎俱少而不称尺寸也。如是者，则阴阳俱不足，补阳而阴竭，泻阴则阳脱。如此者，弗灸，可将以甘药。不已者，因而泻之，则五脏气坏矣。又曰：寸口主中，人迎主外，两者相应，俱往俱来，若引绳，大小齐等。春夏人迎微大，秋冬寸口微大，如是者，命曰平人。人迎大一倍于寸口，病在足少阳；一倍而躁，在手少阳。人迎二倍，病在足少阳；二倍而躁，在手太阳。人迎三倍，病在足阳明；三倍而躁，在手阳明。人迎四倍者，且大且数，名曰溢阳，溢阳为外格，死不治。必审按其本末，察其寒温，以验其脏腑之病。寸口大，平人迎一倍，病在足厥阴；一倍而躁，在手心主。寸口二倍，病在足少阴；二倍而躁，在手少阴。寸口三倍，病在足太阴；三倍而躁，在手太阴。寸口四倍者，名曰内关，内关者，且大且数，死不治。必审察其本末之寒温，以验脏腑之病也。人迎与太阴脉口俱四倍已上，命曰关格，关格者，与之短期。人迎一盛，泻足阳明、补足厥阴，二泻一补，日一取之；人迎二盛，泻足太阳、补足太阴，二泻一补，二日一取之；人迎三盛，泻足阳明、补足太阴，二泻一补，日二取之。脉口一盛，泻足厥阴、补足少阴，二补一泻，日一取之；脉口二盛，泻足少阴、补足太阳；二补一泻，二日一取之；脉口三盛，泻足太阴、补足阳明，二补一泻，日二取之。所以以日二取之，太阴主胃，富于谷气，故可日二取之也。

人迎与脉口俱盛三倍已上，命曰阴阳俱溢，如是者，不开则血脉闭塞，气无所行，流淫于中，五脏内伤，如此者，因而灸之，则变易而为他病矣。

机按：此节全凭察脉盛衰，以知病在何经，乃可随病以施针刺也。苟不诊视，则经脉之虚实，补泻之多寡，病症之死生，懵然皆无所知矣。于此而妄施针矣，宁免粗工之诮哉？故集见于此，俾后之针士，必先以诊视为务也。（《针灸问对·卷之上·四十七问》）

之后，汪机又从脉之缓急、大小、滑涩等几个方面，阐述脉象与阴阳盛衰的关系及如何行针刺之法，接着总结。

此节不惟详于刺法，而亦详于诊法，但诊则以指行间动脉也。脉实而疾，则深刺以泻；脉虚而徐，则浅刺以补。邪气脉来，紧而疾；谷气脉来，徐而和。学者于此而察识之，则临病施针，庶免妄治之失矣……今之针士，多不诊脉，未免有误刺害论焉。（《针灸问对·卷之上·四十七问》）

此问中，汪机从多方面着重强调诊脉对于针刺治疗的重要临床意义，告诫人们要重视诊脉。

3. 对"迎随补泻"的阐发

在《针灸问对》六十一问中，汪机对古今所论"迎随补泻"的观点进行了自己的理解和阐发。

机按：《素》《难》所论迎随不同者，《素问》通各经受病言，《难经》主一经受病言。病合于《素问》者，宜依《素问》各经补泻之法治之；病合于《难经》者，宜从《难经》子母迎随之法治之。各适其宜，庶合经意。又按：《玄珠经》曰：五运之中，必折其郁气，先取化源。其法：太阳司天，取九月，泻水之源。阳明司天，取六月，泻金之源。少阴司天，取三月，泻火之源。太阴司天，取五月，泻土之源。厥阴司天，取年前十二月，泻木之源。乃用针迎而取之之法也。详此迎取之法，乃治气运胜实淫郁，故用此法以治之，与《素》《难》之法不同也。（《针灸问对·卷之中·六十一问》）

接下来，汪机又对宋代何若愚的《指微赋》中迎随补泻观进行了评判。

《赋》中曰：捻针逆其经为迎，顺其经为随。

机按：经曰迎者，迎其气之方来而未盛也，泻之以遏其冲，何尝以逆气经为迎？随者，随其气之方往而将虚也，补之以助其行，何尝以顺其经为随？所言若是，其诞妄可知矣。岂可示法于人哉？

《赋》中曰：迎接犹提也，随送犹按也……迎随即提按。

机按：经言提针为泻，按针为补。是知提按只可以言补泻，不可以释迎随之义。

《赋》曰：吸而捻针，左转为泻、为迎，呼而捻针，右转为补、为随。

机按：《经》曰吸则内针，无令气忤，静以久留，无令邪布，吸则转针，以得气为故，候呼引针，呼尽乃去，大气皆出，故命曰泻。呼尽内针，静以久留，以气至为故，如待所贵，不知日暮；其气已至，适而自护，候吸引针，气不得出，各在其处，推阖其门，令神气存，大气留止，故命曰补。呼谓气出，吸谓气入；转谓转动；扪循谓手摸，欲气舒缓；切谓指按，使经脉宣散；推按谓排蹙其皮以闭穴；弹怒使脉气膹满爪下，置针准定，审视气已平阔，则慎守勿更改，使疾更生也。即此观之，则呼吸亦可以言补泻，不可释迎随。且古人用针，但曰转、曰动而已，并无所谓左转为泻、右转为补。可见《赋》中所说，率多无稽之谈，学者师之，宁免谬妄！（《针灸问对·卷之中·六十一问》）

此节反映了汪机在针灸"迎随补泻"观念中的尊古思想。"迎随补泻"观念是后人对前人观念的补充与发挥，是对古人提按之法和观念的再一次诠释。尽管有些确实与古人观念有出入，但是不能完全否定后人试图创新和发展古法的初衷。"迎随补泻"的观念有其可取之处。

4. 对后世多种用针方法的评判

汪机在《针灸问对》中介绍了后世各种用针方法，如十四法、青龙摆尾、白虎摇头、赤凤迎源、烧山火、透天凉等。在介绍完这些名目繁多的用针方法之后，汪机以经典用针观念进行了评判。

机按：古人用针，于气未至，惟静以久留，待之而已。待之气至，泻则但令吸以转针；补则但令呼以转针。如气已至，则慎守勿失，适而自护也。何其简而明，切而当哉！舍此之外，别无所谓法也。今人于气之未至也，安知静以久留？非青龙摆尾，则赤凤迎源；非进气，则留气。气之已至也，安知慎守勿失？非白虎摇头，则苍龟探穴；非调气，则纳气。阴中隐阳，阳中隐阴，或施龙虎交战，或行龙虎升腾，或用子午捣白，或运抽添秘诀，无非巧立名色，聋瞽人之耳目也。岂肯用心扩充其古法之未备，拯救其时习之难变哉！且其所立诸法，亦不出乎提按、疾徐、左捻右捻之外，或以彼而参此，或移前而那后，无非将此提按、徐疾、左捻右捻六法，交错而用之耳，舍此别无奇能异术之可称焉。是古非今，能逃僭逾。知我者，必以我为不得已焉。又按：《素问》扪循、切散、弹怒、爪下、推按，是施于未针之前，凡此不惟补可用，而泻亦可用也。故曰通而取之也。（《针灸问对·卷之中·六十五问》）

汪机在此指出后世所谓的多种用针名称和方法，无非是古人提按、疾徐、左捻右捻6种方法的不同表达形式，其具体方法内涵仍是这六法，建议人们不要被这些名词所迷惑，要抓住用针的精髓所在，精心领会经典用针实质，方是用针的正道。这些论述反映了汪机尊古的思想，但又不盲目迷恋古法，而是善于去伪存真地取舍古今用针之道。

5. 赞同丹溪认为针法只泻不补的观点

《针灸问对》七十五问：丹溪言针法，浑是泻而无补，何谓也？

《经》曰：阳不足者，温之以气；阴不足者，补之以味。针乃砭石所制，既无气，又无味，破皮损肉，发窍于身，气皆从窍出矣，何得为补？经曰：气血阴阳俱不足，勿取以针，和以甘药是也。又曰：泻必用方，补

必用员。盖谓以气方盛，以月方满，以日方温，以身方定，以息方吸而徐
引针，故曰泻必用方，其气而行焉。补必用员者，员者，行也；行者，移
也。宜其不行之气，令其行也；移其未复之脉，使之复也。夫泻，固泻其
盛也；于补，亦云宣不行之气，移未复之脉。曰宣曰移，非泻而何？且考
《素问》九针之用，无非泻法。丹溪之言，岂无所本哉？经中须有补法，即
张子和所谓祛邪实所以扶正，以旧实所以生新之意也。帝曰：补泻奈何？
岐伯曰：此攻邪也。疾出以去盛血，而复其真气，故云补也。虞氏曰：针
刺虽有补泻之法，余恐但有泻而无补焉，谓泻者，迎而夺之，以针随其经
脉之来气而出之，固可以泻实也。谓补者，随而济之，以针随其经脉之去
气而留之，未必能补也。不然，《内经》何以曰形气不足，病气不足，此阴
阳皆不足也，不可刺之，刺之重竭其气，老者绝灭，壮者不复矣。若此等
语，皆有泻无补之谓也。(《针灸问对·卷之中·七十五问》)

　　汪机在此指出："《经》曰：阳不足者，温之以气，阴不足者，补之以
味。针乃砭石所制，既无气，又无味，破皮损肉，发窍于身，气皆从窍出
矣，何得为补？"其据药物能以气味补阴阳的观点，否定针法具有直接补
虚的作用。另一方面，他又从张从正的"祛邪扶正"观点出发，认为即使针
法具有补的作用，也是在针法具有祛实邪以护卫正气的基础上的间接体现。
虽然汪机补充了这点，但是其基本观点还是认为针法只能泻不能补，起码是
不能直接作为补法来应用。可见，汪机的这些观点受到金元医家观点的影响
较大。现代针灸学认为通过针灸的不同手法能够产生不同强度的刺激，从而
达到调理气血、鼓舞正气的针补目的。从这点可以看出，汪机确实忽略了针
法可以通过调理气血以达到补虚目的的作用，反映其局限性的一面。

6. 批驳直接灸烙穴位防病、治病的做法

　　《针灸问对》七十九问：人言无病而灸，以防生病何如？

　　曰：人之有病，如国之有盗，须用兵诛，其兵出于不得已也。针灸治

病，亦不得已而用之，人言无病而灸，如破船添钉。又言：若要安，膏肓、三里不要干，引世俗之通论，予独以为不然。夫一穴受灸，则一处肌肉为之坚硬，果如船之有钉，血气到此则涩滞不能行矣。昔有病跛者，邪在足少阳分，自外踝以上，循经灸者数穴。一医为针临泣，将欲接气过其病所，才至灸瘢，止而不行，始知灸火之坏人经络也。或有急证，欲通其气，则无及矣。邪客经络，为其所苦，灸之不得已也。无病而灸，何益于事？（《针灸问对·卷之下·七十九问》）

汪机在此认为"无病而灸，如破船添钉……一穴受灸，则一处肌肉为之坚硬，果如船之有钉，血气到此则涩滞不能行"。汪机批驳这种做法有其可取之处，就针灸经络的医理上来说，腧穴瘢痕的形成，确有阻滞经络气血循行的弊端。但从预防疾病角度上来看，灸某个穴位以达到调理气血，预防疾病目的的观念还是正确的。现在也意识到直接灸的弊端所在，已经以艾炷非瘢痕灸、温针灸和艾条温和灸等方法来取代艾炷直接灸的做法，从而既能体现以灸腧穴达到治未病的目的，又能避免因直接灸烙在体表留下瘢痕的弊端。

7. 强调临证辨证施针的重要性

汪机从辨脉辨色、辨形气病气、辨经病络病、辨气病血病等方面逐一阐述辨证施针的内容，并指出临床上不要拘泥于某穴治某病的机械做法，要从真正理解针灸治病的原理出发，临床上灵活运用针灸之法，才能达到治愈疾病之目的。

（六）对经典著作的注释

从汪机抄录和编写《重集读素问抄》（以下简称《读素问抄》）自序中可以看出，其所抄录滑寿的《素问钞》原文中，并未将王冰原注全部收录，仅是在一些滑氏以为较难明白的地方引用王冰原注，即"王氏所注多略不取"，仅仅只在"经文最难晓处，附其一二"。汪机认为，鉴于滑氏可以明晓之处未必其他人也能如其知晓，故在重抄《素问钞》时，又将王冰的原注补入其中，为了与滑氏之注及其本人之注加以区别，汪机采取凡引用王冰之注前均以"续"字开头，引用滑氏之注则以"今按"开头，自己的注释则以"愚谓""愚按"开头。使读者既知滑氏原书之貌，又能区别王冰原注与汪机进一步注释的内容。这对更好地学习与理解《素问》原义起到了很好的作用。至于汪机在正文中有用"愚谓"，有用"愚按"，经过比较，"愚谓"多是汪机对原文的自我理解之语，而"愚按"则多是汪机引述别人或他著之语的阐述。因此"愚谓"之语当是最能体现汪机学术思想之处。现仅将其按语归类抄录于下并作一评述。

1. 词语注释

①帝曰：藏象何如？岐伯曰：心者，生之本，神之变也。[续]心藏神，故神之变动由之。其华在面，[续]英华也。其充在血脉。

愚谓： 充，溢也。或云：充，当也，主也。(《读素问抄·卷上之一·藏象》)

汪机在此对王冰未释之词"充"字进行了通俗化的解释，这一解释既诠释了字的本义，也使读者进一步懂得《内经》中"心主血脉"的生理关系。

②帝曰：诊法何如？岐伯对曰：诊法常以平旦，阴气未动，阳气未散，饮食未进，经脉未盛，络脉调匀，气血未乱，故乃可诊有过之脉。

愚谓： 平旦未劳于事，是以阴气未扰动，阳气未耗散。(《读素问抄·卷上之三·脉候》)

汪机在此以一句"平旦未劳于事"解释为何在平旦取脉的意义。

③病心脉来，喘喘连属，其中微曲，曰心病。[续]"曲"，谓中手而偃曲也。

愚谓："偃曲"乃略近低陷之意，数至之中而有一至似低陷不应指也。《难经》以"啄啄连属，其中微曲，为肾病"。与此不同。(《读素问抄·卷上之三·脉候》)

王冰对《内经》原文中"微曲"之"曲"字进行了解释，用了"中手而偃曲"。汪机又进一步将王冰解释中的"偃曲"词进行了再解释，使读者更加明了王冰对原文的理解。除此之外，汪机还将原文中的"微曲"所主疾病，与《难经》中同为"微曲"之脉所主疾病加以区别，扩大了读者的知识面。

④脏真濡于脾，脾藏肌肉之气也。又曰：平脾脉来，和柔相离，如鸡践地，曰脾平。[续]言脉来动数相离、缓急和而调。

愚谓：如鸡践地，形容其轻而缓也。如鸡举足，言如鸡走之举足，形容脉来实而数也。践地与举足不同。践地，是鸡不惊而徐行也；举足，是被惊时疾行也。况实数与轻缓相反，彼此对看，尤见明白。《难经》以此为心病。(《读素问抄·卷上之三·脉候》)

汪机在此通俗地解释了"如鸡践地"之"脾平"脉象。

⑤脏真下于肾，肾藏骨髓之气也。又曰：平肾脉来，喘喘累累如钩，按之而坚，曰肾平。

愚谓："喘喘累累如钩"言其滑而濡也。"按之而坚"，濡滑有力也。《难经》云：其来大而末锐也。(《读素问抄·卷上之三·脉候》)

此句并没有滑氏与王冰的注释语，只有汪机的注释，其将原文"喘喘累累如钩，按之而坚"的"肾平"脉象解释为"滑而濡"及"濡滑有力"，使原文之意更加具体，便于理解与掌握。

⑥病肾脉来，如引葛，按之益坚，曰肾病。[续]"形如引葛"，言不按且坚，明按之则尤甚也。死肾脉来，发如夺索，辟辟如弹石，曰肾死。[续]"发如夺索"，犹蛇之走。"辟辟如弹石"，言促又坚也。

愚谓："夺索"与"引葛"意同，彼但坚硬不促故病，此则坚又促故死。"辟辟如弹石"言其促也。以下文"真肾脉至，搏而绝"者证之尤见明白。盖搏击者，坚也。绝者，弹石也，促也。又曰：真肾脉至，搏而绝，如弹石辟辟然，色黑黄不泽，毛折乃死。(《读素问抄·卷上之三·脉候》)

汪机在王冰解释的基础上进一步明了"引葛"和"夺索"及"辟辟如弹石"的脉象在确定"肾病"和"肾死"中的意义。

⑦别于阳者，知病处也。别于阴者，知死生之期。

愚谓：别，审别也。能审别人迎之脉，则知病在何脏何腑也。(《读素问抄·卷上之三·脉候》)

⑧鼓一阳曰钩。

愚谓：脉来只见一阳鼓动而无阴和杂其中，此无胃气之钩也。下文仿此。(《读素问抄·卷上之三·脉候》)

⑨阴阳相过曰溜。

愚谓：过者，阴阳皆失其常度也，或阴失常度而过于柔，或阳失常度而过于刚；或阳刚而阴亦以刚应，或阴柔而阳亦以柔应，此皆谓失常度也，脉名曰溜，如水之溜而不收也，即下文关格之类也。(《读素问抄·卷上之三·脉候》)

⑩脉来悬钩浮，为常脉。

愚谓：悬钩，小而软也。浮小而软，为血衄常脉。(《读素问抄·卷上之三·脉候》)

⑪帝曰：厥之寒热者何也?

愚谓：厥者，冷也、逆也，非特气逆上也，或热或寒，从下逆上皆是也。(《读素问抄·卷上之三·脉候》)

以上诸条，皆为汪机对于《内经》原文有关字词的注释。有的是在王冰和滑氏解释的基础上进一步具体说明和补充，使其尽量能够简单明了，便于学习和掌握。其涉及的又多是有关脉象及脉诊方面的内容和条文，这与汪机一贯重视脉象和脉诊理论与实践是密不可分的。

2. 医理发挥

①**愚谓：**"太阳为关"至"命曰一阳"一节，盖言太阳居表，在于人身

如门之关，使营卫流于外者固。阳明居里，在于人身如门之阖，使营卫守于内者故。少阳居中，在于人身如门之枢，转动由之，使营卫出入内外也。常三经干系如此，是以不得相失也。何以见之？分而言之，三阳虽有表里之殊。概而言之，则三阴俱属于里，三阳俱属于表。而脉浮若浮而不至于虚，搏而有胃气者，乃三阳齐一，各司所守而不相失。故太阳虽为关，有邪莫能入；阳明虽为阖，无邪之可闭；少阳虽为枢，其邪安从而出入进退哉？后三阴仿此。(《读素问抄·卷上之二·经度》)

此段汪机按语是为了进一步阐释三阳经太阳、阳明和少阳作为关、阖、枢的生理意义和作用。三阳经各司其职，却又共同发挥着抵御外邪的作用，解释了"命曰一阳""三阳齐一"的道理。这段解释也同时为读者理解三阴类似的生理作用提供了参考。

②帝曰：夫百病之所生也，皆生于风、寒、暑、湿、燥、火，以之化之变也。《经》言盛者泻之，虚者补之，工巧神圣，可得闻乎？岐伯曰：审察病机，无失气宜，此之谓也。［续］风、寒、暑、湿、燥、火，天之六气也。静而顺者为化，动而变者为变，故曰"之化之变"也。针曰工巧，药曰神圣。

愚按：病机不出乎运气。诸病之生或属于五运者，或属于六气者。不可不审察也。《经》曰：治病必求其本是也。无失气宜，言治法也，必须别阴阳、辨标本；求其有无之所以殊，责其虚实之所以异；汗吐下不失其宜，寒热温凉各当其可，不使有差殊乖乱之失，可也。《经》曰：无失天信，无失气宜。又曰：必先岁气，无伐天和是也。(《读素问抄·卷上之四·病能》)

汪机在王冰注释的基础上，除了阐明病机与运气之间的关系，同时强调还要别阴阳、辨标本虚实，顺应岁气，只有如此，才能选择对应的治则治法。

③故大要曰：谨守病机，各司其属，有者求之，无者求之，盛者责之，虚者责之，必先五胜，疏其血气，令其条达，而致和平，此之谓也。

愚谓：诸病皆由于有、无、虚、盛也。夫如大寒而甚，热之不热，是无火也。热来复去，昼见夜伏，夜发昼止，时节而动，是无火也，当助其心。又如大热而甚，寒之不寒，是无水也，当助其肾。内格呕逆，食不得入，是有火也。病呕而吐，食入反也，是无火也。暴逆注下，食不及化，是无水也。溏泄而久，止发无常，是无水也。故心盛则生热，肾盛则生寒。肾虚则寒动于下，心虚则热收于内。又热不得寒，是无火。寒不得热，是无水也。夫寒之不得寒，责其无水；热之不得热，责其无火。热之不久，责心之虚；寒之不久，责肾之少。有者泻之，无者补之，虚者补之，盛者泻之。于其中间，疏其壅塞。令上下无碍，气血通条，则寒热自和，阴阳条达矣。是以方有治热以寒，寒之而谷食不入；攻寒以热，热之而昏燥以生，此则气不疏通，雍而为是也。纪于水火，余气可知。故曰：有者求之，无者求之，盛者责之，虚者责之，令气通调，妙之道也。五胜，谓五行更胜也。先以五行，寒、暑、温、凉、湿，酸、咸、甘、辛、苦，相胜为法也。（《读素问抄·卷上之四·病能》）

汪机在此围绕着《素问》原文所论有无、虚盛的病机治则关系，举例展开说明，尽力使这 16 字的内涵能够被读者理解。为了能达到这一目的，其在随后的按语中又进一步阐释这 16 字在《素问》病机理论中的重要性。

愚按：病机十九条，实察病之要旨，而"有者求之，无者求之，盛者责之，虚者责之"十六字，乃答篇首"盛者泻之，虚者补之"之旨，而总结病机一十九条之义，又要旨中之要旨也。《原病式》但以病机一十九条立言，而遗此十六字，不免临病误投汤剂，致人夭折，今引经传之旨，证其得失。夫风病者，皆属于肝风。木甚则肝太过，而病化风。如岁木太过，发生之纪，病掉眩之类，俗谓之阳痉、急惊等病，治以凉剂是也。燥金胜则肝为邪攻，而病亦化风。如岁木不及，阳明燥金下临，病掉振之类，俗谓之阴痉、慢惊等病，治以温剂是也。诸火热病皆属于心，火热甚则心太过，而病化火热。如岁火太过，赫曦之纪病证妄狂越之类，俗谓之阳燥谵语等病，治以攻剂是也。寒水胜则心为邪攻，而病亦化火热，如岁火不及，病燥悸心烦、谵妄之类，俗谓之阴躁、郑声等病，治以补剂是也。诸湿病者，皆属于脾，湿土甚则脾太过，而病化湿。如湿胜则濡泄，仲景用五苓等剂去湿是也。风木胜则脾为邪攻，而病亦化湿。如岁木太过，病飧泄之类，钱氏用宣风等剂去风是也。诸气膹郁，皆属于肺，燥金甚则肺太过，而病化膹郁，岁金太过，甚则喘咳之类，东垣谓之寒喘，治以热剂是也。火热胜则肺为邪攻，而病亦化膹郁。如岁火太过，病喘咳之类，东垣谓之热喘，治以寒剂是也。诸寒病者，皆属于肾，寒水甚则肾太过，而病化寒，如太阳所至为屈伸不利之类，仲景用乌头汤等治之是也。湿土胜则肾为邪攻，而病亦化寒，如湿气变病，筋脉不利之类，东垣用复前散、健步丸治之是也。其在太过所化之病为盛。盛者，真气也。其在受攻所化之病为虚。虚者，假气也。故有其病者，恐其气之假，故有者亦必求之；无其病化者，恐其邪隐于中，如寒胜化火之类，故无者亦必求之。其病化似盛者，恐其盛之未的，故盛者，亦必责之。其病之化似虚者，恐其虚之未真，故虚者亦必责之。凡十九条病机者，用此十六字为法求之，庶几补泻不差也。河间损此十六字，似以病化，有者为盛，无者为虚，不复究其假者虚者，实为未备，此智者之一失也。(《读素问抄·卷上之四·病能》)

汪机指出"病机十九条，实察病之要旨，而'有者求之，无者求之，盛者责之，虚者责之'十六字，乃答篇首'盛者泻之，虚者补之'之旨，而总结病机一十九条之义，又要旨中之要旨也"。其认为病机十九条在诊治疾病上固然重要，然而只是疾病病机的具象阐述，其后的"有者求之，无者求之，盛者责之，虚者责之"16字，才是对上述病机十九条的最终总结，是临证最为重要的指导思想。汪机进一步指出刘河间在《素问玄机原病式》中只提病机十九条而忽略这后面的16字，是"似以病化，有者为盛，无者为虚，不复究其假者虚者，实为未备"，使得医生"不免临病误投汤剂，致人夭折"，认为这是河间"智者之一失也"。为此，汪机还举例阐述自己的上述观点，证明这 16 字对于全面理解病机十九条真正含义的重要性。汪机的这一有别于前人认识与理解病机十九条的观点确有独到之处，对后世医家启发较大。

④因于湿，首如裹，湿热不攘，大筋软短，小筋弛长，软短为拘，弛长为痿；因于气，为肿，四维相代，阳气乃竭。

愚按：丹溪云：湿者，土之浊气。首为诸阳之会，其位高，其气清，其体虚，故聪明系焉。浊气熏蒸，清道不通，沉重不利，似乎有物蒙之。失而不治，湿郁为热，热留不去。大筋软短者，热伤血不能养筋故拘挛；小筋弛长者，湿伤筋不能束骨故为痿弱。第四章因于气为肿，下文不叙，恐有脱简。王注曰：素常气疾，湿热加之，气湿热争，故为肿也。然邪气渐盛，正气浸微，阳气衰少，致邪代正，气不宣通，故四维发肿。诸阳受气于四肢也，今人见膝间关节肿疼，全以为风治者，误矣。（《读素问抄·卷上之四·病能》）

汪机在此段讨论了湿邪致病的特点，强调湿与热常兼有，湿又可阻阳，四肢常受其累，出现关节肿疼，纠正当下人们以为膝关节肿疼责之风邪的错误认识。

⑤曰：消瘅虚实何如？曰：脉实大，病久可治；脉悬小坚，病久不可治。

愚按：消者，瘦也；瘅，劳热也。《经》言：脉实大病久可治。注意谓久病血气衰，脉不当实，以为不可治。又巢氏曰：脉数大者生，细小浮者死。又云：沉小者生，实牢大者死。前后所论甚相矛盾，可见脉难尽凭，必须参之以症，方可以决其死生也。（《读素问抄·卷上之四·病能》）

汪机特意指出此症在此所言脉症关系并不能真正断定死生，必须兼顾证候表现，方可全面。

⑥曰：有毒无毒，服有约乎？曰：病有久新，方有大小，有毒无毒，固宜常制矣。

愚谓： 下文即常制也，即有约也。大毒治病，十去其六；常毒治病，十去其七；小毒治病，十去其八；无毒治病，十去其九。谷肉果菜，食养尽之，无使过之，伤其正也。

愚谓： 约，节约也。假如无毒治病，病已十去其九，须以此为节约，再勿药也，须以谷肉菜果随五脏所宜者，食之养之，以尽其余病也。无毒之药，性虽平和，久而多之，则气有偏胜，脏气亦偏弱矣。大毒性烈，为伤也多；小毒性和，为伤也少；常毒之性减大毒一等，加小毒一等，所伤可知。故至约必止也。（《读素问抄·卷中之二·论治》）

汪机在此对原文中的大毒去病、常毒去病、小毒去病及无毒去病进行了正确解读，指出所谓无毒去病是在"病已十去其九"的情况下，必须对用药治疗有所节制，以免损伤正气，改用食疗"随五脏所宜者食之养之，以尽其余病"。这其实也是避免过度治疗的观点，对于今天临床治疗有重要的借鉴意义。

⑦《大要》曰：君一臣二，奇之制也；君二臣四，偶之制也；君二臣三，奇之制也；君三臣六，偶之制也。

愚按： 奇，古之单方，独用一物是也，又有数全阳数之奇方，谓一三五七九，皆阳数也，以药味之数皆单也。君一臣三、君三臣五，亦合阳数也。病在上而近者，宜奇方。偶，古之复方也。有两味相配之偶方，有二方相合之偶方，有数合阴数之偶方，谓二四六八十，皆阴数也，以药味之数皆偶也，君二臣四、君四臣六，亦合阴数也。病在下而远者，宜偶方。制者，有因时制宜之义，以病有远近、治有轻重所宜，故云制也。（《读素问抄·卷中之二·论治》）

故曰：近者奇之，远者偶之；汗者不以奇，下者不以偶。

愚按： 王注汗药如不以偶，则气不足以外发；下药如不以奇，则药毒攻而致过。是奇则单行，偶则并行。单则力孤而微，并则力齐而大。意者下本易行，故用单；汗或难出，故宜并。及观仲景之制方，桂枝汤，汗药也，反出三味为奇；大承气汤，下药也，反以四味为偶，何也？是又可见古人因时制宜，而难以偶奇拘之也。（《读素问抄·卷中之二·论治》）

补上治上，制以缓；补下治下，制以急。急则气味厚，缓则气味薄。适其至所，此之谓也。

愚按： 急方有五：有急病急攻之急方，有汤散荡涤之急方，有药性有毒之急方，有气味厚药之急方……缓方有五：有甘以缓之之缓方，有丸以缓之之缓方，有品件群众之缓方，有无毒治病之缓方，有气味薄药之缓方。（《读素问抄·卷中之二·论治》）

是故平气之道，近而奇偶，制小其服也；远而奇偶，制大其服也。大则数少，小则数多。多则九之，少则二之。

愚按： 大方有二：有君一臣二佐九之大方，有分两大而顿服之大方。盖治肝肾及在下而远者，宜顿服而数少之大方。病有兼症，而邪不专，不可以一二味治者，宜君一臣三佐九之大方。王太仆以人之身三折之，近为心肺，远为肾肝，中为脾胃。故肝之三服，可并心之七服；肾之二服，可并肺之七服也。小方有二：有君一臣二之小方，有分两微而频服之小方，盖治心肺及在上而近者，宜分两微少而顿服之小方，徐徐呷之是也。病无兼症而邪气专，可一二味而治者，宜君一臣二之小方，故肾之二服，可分为肺之九服及肝之三服也。（《读素问抄·卷中之二·论治》）

奇之不去则偶之，是谓重方。偶之不去，则反佐以取之。所谓寒热温凉，反从其病也。

愚谓：《经》云：偶是谓重方，而七方中又有复方。复即重也。岂非偶方者二方相合之谓、复方者二方四方相合之方欤？一说复字非重复，乃反复之复，何也？既言奇之不去则偶之，又云偶之不去则反佐以取之，是反复以取之也。故以复为反复，亦不远《内经》之意，且复方有分两均齐之复方，如胃风汤各等分是也；有本方之外别加余味者为复方，如承气汤外参以连翘、薄荷、黄芩、栀子，以为凉膈散是也。（《读素问抄·卷中之二·论治》）

以上诸条是讨论古人制方配伍的原则，以药物配伍奇偶数对应不同的病证治疗。

⑧惊者平之。

愚谓：卒见异物，暴闻异声，以致惊也。须使其习见异物，熟闻其声，则平常习熟不以为异而惊去矣，故曰平。上之下之，摩之浴之，薄之劫之，开之发之，适事为故。（《读素问抄·卷中之二·论治》）

汪机在此较为精辟地表达了情志疾病的致病特点，并给予以情治情的治疗方法。其对待受惊之人的治疗方法是"使其习见异物，熟闻其声"，以致其"平常习熟不以为异而惊去"。这是一种现代的心理"脱敏"疗法，也是古人常说的"见怪不怪"的真实反映。

⑨帝曰：愿闻地理之应六节气位何如？岐伯曰：显明之右，君火之位也；君火之右，退行一步，相火治之；复行一步，土气治之；复行一步，金气治之；复行一步，水气治之；复行一步，木气治之；复行一步，君火治之。相火之下，水气承之；水位之下，土气承之；土位之下，风气承之；风位之下，金气承之；金位之下，火气承之；君火之下，阴精承之。曰：亢则害，承乃制，制生则化，外列盛衰，害则败乱，生化大病。

愚按：王安道曰：自"显明之右"至"君火治之"十五句，言六节所治之位也。自"相火之下"至"阴精承之"十二句，言地理之应乎岁气也。"亢则害，承乃制"二句，言抑其过也。"制生则化"至"生化大病"四句，言有制之常与无制之变也。承，犹随也。不曰"随"而曰"承"者，以下言之则有上奉之象，故曰承。虽谓之承，而有防之之义存焉。亢者，过极也；害者，害物也；制者，克胜之也。然所承也其不亢则随之而已，故虽承而不见，既亢则克胜以平之，承斯见矣。故后篇厥阴所至为风生、终为肃，少阴所至为热生、终为寒之类，其为风生为热而为雹雪，土发而为飘骤者，制也。若然者则造化之常不能以无亢，亦不能以无制焉耳。夫前后二篇所主虽有岁气、运气之殊。然亢则害、承乃制之道，盖无往而不然也。故求之于人则五脏更相平也。一脏不平，所不胜平之，五脏更相平，非不亢而防之乎？一脏不平，所胜平之，非即亢而克胜之乎？始以心火而言，其不亢则肾水虽心火之所畏，亦不过防之而已。一或有亢则起而克胜之矣。余胜皆然。"制生则化"当作"制则生化"。盖传写之误，读之者求之不通，遂并遗四句而弗取。殊不知上二句止言亢而害、害而制耳。此四句乃害与制之外之遗意也。苟或遗之，则无以见经旨之周悉矣。制则生化正与下文害则败乱相对辞，理俱顺。制则生化者，言有所制则六气不至于亢而为平，平则万物生，生而变化无穷矣。化为生之盛，故生先于化也。外列盛衰者，言六气分布主治迭为盛衰，昭然可见，故曰：外列害则败乱。生化大病者，言即亢为害而所制则败坏乖乱之政行矣；败坏乖乱之政行，则其变极矣，其灾甚矣，万物岂有不病者乎？生化之所生化者，言谓万物也。以变极而灾甚，故曰大病。上生化以造化之用言，下生化以万物言。以人论之，制则生化犹元气周流，滋营一身，凡五脏六腑、四肢百骸、九窍皆不能遂其运用之常也。或以害为自害，或以承为承借，或以生为自无而有、化为自有而无，或以二生化为一意，或以大病为喻造化之机息，此数者皆非也。且夫人之气也，固亦有亢而自制者，苟亢而不能自制，则汤液针石导引之法以为之助，若天地之气其亢而自制者，固复于平，亢而不制者其孰助哉？虽然造化之道苟变至于极，则亦终必自反而复其常矣。(《读素问

抄·卷下之三·运气》)

这里是汪机针对原文中关于"运气"学说所进行的阐释,也体现了汪机的"运气"观念。

3. 质疑待考

汪机在编著《读素问抄》时,依据其对原文的理解,常提出一些个人的质疑观点,有些针对原文,有些针对其他注家注语,多半是将问题提出并没有直接回答,而是存疑有待后人解决。这种较为谨慎的学术态度值得后人学习。

①少阴上股内后廉,贯脊属肾。与太阳起于目内眦,上额交巅上,入络脑,还出别下项,循肩膊内,挟脊抵腰中,入循脊络肾。

愚按:自"少阴上股内"至"循脊络肾"四十六字,上下必有脱简,否则,古注文衍文也。(《读素问抄·卷上之二·经度》)

汪机依据原文上下文理关系,指出此段若是原文则有脱简之嫌,因为语句内容不完整;若不是脱简,则怀疑是古人自己添加的注语,当不属原文,提示读者注意此点。

②与太阳起于目内眦,上额交巅上,入络脑,还出别下项,循肩膊内,挟脊抵腰中,入循脊,络肾。其男子循茎,下至篡与女子等。其少腹直上者,贯脐中央,上贯心,入喉,上颐,环唇,上系两目之下中央。[续]自"与太阳起于目内眦"至"下至女子等",并督脉之别络也。其直行者,自尻上循脊里而至于鼻柱也。自"其少腹直上"至"两目之下中央",□□□并任脉之行。而云"是督脉所系",由此言之,则任脉、冲脉、督脉各异而同一体也。

愚按:督脉始终行身之后。东垣云:督脉者,出于会阴穴,即所谓篡也,根于长强穴,上行脊里,至于巅,附足太阳膀胱脉。膀胱脉,诸阳之首,兼荣卫之气系焉。督脉为附督者,都能为表里、上下中十二经之病焉。

谓之督者，以其督领诸脉也。又跷、督、任三脉，《内经》谓在十二经荣气周流度数一十六丈二尺之内。扁鹊谓奇经八脉，不拘于十二经。两说矛盾，以待贤者。(《读素问抄·卷上之二·经度》)

《难经》所云奇经八脉之任、督二脉，要论其归属，历代倾向于《难经》之说；但要论其功能，则又有与十二经相似之处。这也许就是滑寿撰写《十四经发挥》的缘由。汪机在此仅将各论列出，提出矛盾之处，并没有进行阐释，可能他对滑寿的观点并非完全赞同。

③手太阴之脉起于中焦，下络大肠，还循胃口，上膈属肺。从肺系横出腋下，循臑内，行少阴心主之前。下肘中，循臂内上骨下廉，入寸口，上鱼际，循鱼际，出大指之端。其支者，从腕后直出次指内廉，出其端。

愚按：《经》云：经脉十二伏行分肉之间，深而不见诸脉，浮而常见者皆络脉也。又云：诸络脉不能经大节之间，必行绝道而出入，复合于皮。又云：当数者为经，不当数者为络。今滑伯仁发挥，谓手太阴脉其支从腕后出次指端、交于手阳明者，为手太阴络；又手阳明脉其支从缺盆、挟口鼻交于足阳明者，皆释为络脉，则络脉亦伏行分肉之间而不浮见者，亦能经大节而不行绝道，亦当经脉十六丈二尺内之数，而非不当数也。伯仁长于注释，愚何敢议，姑著之以俟明哲。(《读素问抄·卷上之二·经度》)

汪机就经文与滑寿关于手太阴脉描述的不同提出质疑，但并没有明确指出滑氏的错误，只是将两者的观点陈述于此，留待后人评说。

④足少阳之脉，起于目锐眦，上抵头循角，下耳后，循颈，行手少阳之前，至肩上，却交出手少阳之后，入缺盆。其支者，从耳后，入耳中，出走耳前，至目锐眦后。其支者，别目锐眦，下大迎，合手少阳于颐，下临颊车，下颈合缺盆，下胸中，贯膈，络肝，属胆。循胁里，出气街，绕毛际，横入髀厌中。其直者，从缺盆下腋，循胸，过季胁下，合髀厌中，以下循髀外，出膝外廉，下外辅骨之前，直下抵绝骨之端，下出外踝之前，

循足跗，上入小趾次趾之间。其支者，别跗上，入大趾，循歧骨内出其端，还贯入爪甲，出三毛。

愚按：胆脉起目锐眦，上抵头角，下耳后，未尝言其脉有曲折也，伯仁《十四经发挥》言：足少阳脉起于目锐眦，至完骨是一折，又自完骨至睛明是一折，又自睛明至风池是一折，则是《内经》以经脉之曲折者，朦胧为直行也。若依《内经》直行，则少阳头部二十穴无从安顿；若依伯仁三折，则穴可安，似又戾经旨，此愚所未解也，俟明者正焉。（《读素问抄·卷上之二·经度》）

汪机对于经文与滑氏对足少阳胆经的循行描述及经脉与其腧穴的关系产生了困惑，其较倾向于滑氏的描述，但又不情愿否定经文的说法，于是只将问题存于此，留给读者自判。

（七）《医学原理》的成就

在汪机存世的 11 种医著中，有一部分著作是其编辑抄录所成。不同于前面介绍的几部编著，这一部分医著中，极少有汪机的大段评按或学术发挥，只是为了留给后人在学习和研究中有所帮助而编辑。这些著作有《医学原理》《伤寒选录》《外科理例》《痘治理辨》《医读》和《推求师意》，均是汪机在涉及某个专题时根据自己的编辑思路和拥有的文献所形成，其中虽没有太多且系统的汪机思想呈现，但是所选内容却能为我们提供成书之前医家在一些专题方面的医学成就。

1. 统一体例，内容翔实

汪机认为，以前医书在叙述病证原理时大多数存在着"文理溃漫"的弊端，致使后学者不能"究竟其理"而时常受挫沮丧，于是在其编辑此书时，力主统一体例，将经络腧穴之论列于第一和第二卷。第一卷阐述十二经脉及各经分布的腧穴；第二卷阐述奇经八脉及其分布腧穴。每经脉均以图明示。自第三卷至第十三卷，所论各病证在编写体例上也是整齐划一，每病证（门），先是论述病因病机、诊断标准、治疗大法，次述脉象，再次治则，第四是独取朱丹溪治某病的临证用药加减，最后是治方、方解及附方。这种体例贯穿全书，体例的统一是这本书能够成为后世教本的重要保证，使学习者无论是对全书内容的把握，还是对某病诊疗内容的学习，均能做到有章可循和心中有数。

该书除了体例统一外，还尽量做到每门内容翔实全面，论述部分上至《内经》，下至历代先贤医家之言，无不涉及，理法方药大论不可谓不全。

2. 证病结合，涵盖面广

该书自第三卷以后，编辑病证范围涉及内、外、妇、儿、五官等临床各科的常见病和多发病，涵盖病种面较广，共计为 75 门类。其分门类的特点是病证名称结合，如以病名分门的"痨瘵门""脚气门""霍乱门""痹门""痿门"等，以证候或症状分门的如"汗门""呕吐门""心痛门""眩晕门""头痛门"等。除了这些较为明显的分类方法，还有以病因进行分类的，如六淫病因分类。但在该书中又将"火门"细分出"热门"，以将"火""热"区别对待。风和寒并不是称为"风门"和"寒门"，而是以"中风门"和"伤寒门"进行分类叙述。外感热病中没有"温病门"，但已有"瘟疫门"，可见当时已经将具有传染性的外感热病"瘟疫"与经典外感"伤寒病"加以区别对待了。汪机在编辑此书时已尽量按照当时之前，尤其是自元代之后中医书籍和临证病名规范来进行标准化分类，这些门类的疾病名称今天仍在使用。

3. 有方必解，便于后学

该书还有一个突出的特点，即自第三卷至第十三卷的 11 卷中，针对每一门病证中"治某方"的方剂，均从功用、主治、某药治某证候、组成、某药性味、炮制、剂量、煎法、服法等方面进行方解。有的还列出兼证对应药物加减。这种针对方剂进行全面注解的做法，体现了汪机编辑是书的基本宗旨，即既要读者知其然，又要其知其所以然，从而便于后学者真正掌握医学方剂配伍治疗的精髓。

如汪机除了指出"济生葶苈散"为治疗肺气壅盛作喘的方剂外，还对方中的药物性味、功效和配伍等做了解释。如"桑皮"味苦、酸，性寒，功效能"泄肺邪"；"瓜蒌仁、桔梗"味皆苦，性均辛温，功效为润肺利气，其中"桔梗"还有"载诸药不令下流"的作用；"葶苈"味苦，性辛寒，"薏苡仁"味甘，性温，两味药物共同"保肺定喘"；"生草"味甘，性寒，"升麻"味苦，性寒，两药共奏"泻火清热"之功；"葛根"味苦、甘，性凉，能"发散表邪"。从而使读者知晓该方疏泄肺邪之功的由来。

再如治心经火热炎盛，灼害肺金所致的消渴病，使用"三因珍珠丸"。其对该方方解为："黄连""苦参""玄参"性味均为苦寒，"知母"性味为苦辛寒，用这四味组成苦寒之剂，"以清热除烦，助麦门冬以清肺金，辅天花粉生津止渴，加朱砂、金银箔、铁粉、牡蛎等诸重剂，坠浮火以镇心神"。通过细致的方解，从而更好地理解此方清热解烦、止渴生津的功效。

我们知道，医史上较早对方剂进行注解的是金代的成无己，其在《伤寒明理论·药方论》中，对选取《伤寒论》的20首方剂进行方解，可谓开方论之先河。而对全书所辑方剂进行全面注解的方论专著是明代吴崑的《医方考》，但吴氏的《医方考》（1584）却要晚于汪机的《医学原理》（该书成书不晚于1539年汪氏逝世之年）。这也可以看出，在明代中后期，医家们在编辑涉及方药治疗方面的综合性临床书籍时，已经基本树立了对于方剂进行全面注解的指导思想，并在实际编书中加以体现。这也或许是明代中后期医学知识得以普及的重要因素之一。

（八）《伤寒选录》的成就

《伤寒选录》为汪机辑录前人关于伤寒、温病之论的著作，除了自述其编著此书体例特点外，尚有其评按特点及学术思想及一些问题值得阐述与

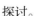

探讨。

1. 内容详备，注重普及

汪机编辑该书，从采集前人医家关于伤寒热病（温病）的医论观点，到阐释伤寒热病（温病）各证论治、脉法，再到方剂组成、主治及药物性味、归经、功效等，无不体现力求详备之意，选材注意深入浅出，便于读者理解。除此之外，该书还处处体现便于伤寒医理知识的普及。在卷六单列"伤寒释音字"，对伤寒病中特殊的病证名、证候名、特殊用词、专门术语等的读音和词义进行了注释，为初学者能够正确理解伤寒医理扫除文字障碍。如注"嗇"字，其注音释义为"音色，增寒拘急貌"。在注"眴"字时，注音释义为"音悬，目不合也"。再如将伤寒热病（温病）治疗方剂及经常涉及的药物做专题单列，在阐释方剂主治、组成、剂量、服法及禁忌等方面尽量不与前卷内容重复。在介绍药物性味、归经及功效等方面也是尽量简单明了，突出了其临床实用性的知识点，不同于本草学方面的介绍。所有方药的阐释，以言简意赅为编写准则，避免繁杂，有利于初学者学习和掌握。

2. 精选素材，避免歧义

汪机在该书中选用了前人有关伤寒病类的医书内容，对于这些内容的取舍做了慎重筛选。如陶华的《伤寒六书》，明清时期医家对其评价不高。明代徐春甫评曰："《伤寒六书》六卷……惜其不能发仲景之旨。"清代汪琥评曰："《伤寒六书》……命名鄙俚，辞句重复，辨证不明，方药杂乱，以致俗学传习，流祸至今未已。"明代王肯堂（字泰）评按更加刻薄，其曰："陶氏之书，不过剽南阳唾余，尚未望见易水门墙，而辄诋伤寒为非全书，聋瞽来学，盖仲景之罪人也。"汪机门人陈桷在《伤寒选录》后跋中也有类似的评价："陶尚文所著诸论，惟《琐言》□□□□，余皆散漫无稽。"此书虽有诸多弊端，但汪机在选择时，取其所长，避其所短，仅选择其"伤寒琐言"的部分可鉴内容，其他五个方面的内容鲜有采用。再如吴绶《伤寒蕴要》，汪琥评价："《伤寒蕴要》……大抵此书虽胜于陶氏《伤寒六书》，止以便俗学，寻例检方，初不知仲景论为伤寒根本。舍本逐末，求之多歧，是虽终身治伤寒，而未悟其理。吾恐其疗虽多，而误治者亦不少，是亦聋瞽来学者也。"此书的价值在汪琥来看也不高，但对其所具有的普及作用还是基本肯定的。汪机在《伤寒选录》中引述《伤寒蕴要》的内容也不很多，但就其对伤寒医理的一些有利于普及的内容还是择优选录。其余所选成无己、朱肱、王安道等的伤寒论述内容较多。说明汪机在自我医学文献占有有限的前提下，能够以己之学识充分利用已有的文献，扬长避短。

汪机除了在文献上精挑细选之外，还注意对所选文献作者的其他相关文献进行互参，便于读者正确理解与选择，以免产生歧义。如卷六"春温"篇："此冬时冒寒伏藏肌肤而未即病，至春而发则郁久而变热矣。《经》云：冬伤于寒，春必病温是也。仲景云：太阳病发热而渴不恶寒者，为温病。此恶寒不渴者非温病矣。《百证》云：发热头疼亦恶寒，但恶寒不若伤寒之甚尔。赵氏曰：伤寒汗下不愈而过经，其症尚在不除者，亦温病也。《活人书》温病温脉引《难经》之文也。愚按：诸书论温病皆曰证同中暑，论温脉则各不同。《活人书》前条云脉数而大散，后条云脉浮紧。《百证歌》云脉浮数，然《活人》《百问》二书俱以浮言，独嗣真不以浮言，未审何说为是，然嗣真说似长，学者详之。"

3. 精心评按，启迪后学

在整部书中，汪机对于所引文献，基本采取"引注注释"的原则，除非是原文和注文中存在着一些难以理解或读者易产生歧义的地方才进行评注。评注或是对原文医理的补充，或是纠正一些错误的认识，或是完善原文原注的含义。评按条数较少，但都精心点评，多有启迪后学作用。如卷三"少阴头痛"篇："吴氏曰：少阴经头痛，脉沉，发热，无汗者，麻黄附子细辛汤主之。若夹阴伤寒，恶寒，身倦，脉沉者，宜附子加细辛川芎人参汤主之。愚按：仲景少阴反发热条无头痛，今吴氏加'头痛'二字。纵有头痛，本方自有细辛可治之，不必他求。若杂病少阴头痛，宜从杂病考之。"此处点评少阴有无头痛证，指出即使有头痛，原方中已经有细辛治疗头痛，不必另辟蹊径。再如卷六"脚气"篇："愚按：脚气有分南北外入内致之殊，有分四气六经表里之异，有无夹热夹痰夹虚夹气血郁滞种种不同。学者合是数论而一以贯之，庶几能尽病情而无注误之失也。"这里指出脚气病有因地域不同、气候不同及所中邪气的不同而发生，提醒读者不要过分拘泥于一点，要综合多种原因去诊断脚气病。

4. 评按特点及其思想

该书主要是辑录前人之言，正如汪机在自序中所言："盖因备取诸家之说，而选其近于理者，靡不悉录，又奚俟余赘辞！"汪氏又秉持孔子"述而不作，信而好古"的宗旨，故而所加按语不多。在其36条评按中，有对原文之义进行发挥者，有对原文之义进行解惑者，有对原文词句进行注释者，有对原文之义进行总结者，也有对原文之义不解存疑者，这些也反映了汪氏的对一些问题的思考及思想。

（1）辨疑解惑

①成无己对原文"温病发热，头痛，脉反沉，若不差，身体疼痛，当救其里，四逆汤"进行注解时认为，"发热头痛"是表证的表现，现在"脉反沉"，是里病之脉象，"表病而得里脉则当差"，如果不瘥，则为"虚寒甚"的表现，当以四逆汤救其里。汪氏进一步解惑道，"阳病见阴脉当死"，但现在却见"头疼发热"，一派阳病之象，而"脉沉"当属阴脉之象，按此治之却没有危象，"可知病与脉难以此拘也"，提示人们证与脉当辨别清楚，不可拘泥。

②在叙述春温病时，汪氏在引用《内经》《伤寒论》《伤寒百证歌》《类

证活人书》及《活人释疑》等著作内容，对诸书论温病的脉象表述不同的问题，进行了自己的评判与释疑。他认为《活人书》前条云脉数而大散，后条云脉浮紧，《百证歌》云脉浮数"，而这两部书都是以浮脉论温病，唯有《活人释疑》书不提浮脉，使得后人"未审何说为是"，产生疑惑。汪氏以为"嗣真说似长"，倾向于温病之脉不言浮脉为是，更告诫学者分辨是非。

③汪氏对前人文献中中暍、中暑、中热不同名称进行了阐释，认为"名虽不同，实一病也"。又指出若"冬伤于寒，至夏而变为热病者"，则是"过时而发，自内达表之病，俗谓晚发是也"，不同于"暴中暑热，新病之可比"。两者的不同之处在于"新中暑，病脉虚；晚发热，病脉盛"，从而把"新病"与"旧病新发"加以区别。

④汪氏对于前人"中暍死者，治之不得用冷，惟宜温散，得冷即死"，以及路途上遇到中暑而无汤药可施而采取热熨脐中及嚼生姜、大蒜等应急处理方法进行了辨析，认为"治暑药之冷热"的评判标准，应当"凭脉证用之，不可执此为常"。他肯定了以热熨脐中的做法，即如同"艾灸丹田而接引阳气"的作用；认为急以姜蒜嚼服，是因应"暑袭于外，痰郁于内"之故，起到"豁痰散郁"之疗效，值得借鉴。这些观点都反映了汪氏在对前人诊治疾病的经验和思想上有自己独到和全面的认识。

⑤汪氏对《伤寒例》中温毒和温疫病因病机的细微之别进行了解惑，认为"感温热而为温毒，感温气而为温疫，此乃有微甚之分"。不过其中的"疫"字，汪氏以为有误，判断"疫"当为"疾"。其理由是："一家病相似，方可言疫"；而伤寒病"热未已，再遇温气而病"，怎么能使一家都传染此病？所以不能以"疫"字代"疾"字，两者只是病证相似，告诫人们要有所鉴别。

（2）矫枉纠偏

①汪氏对吴绶在少阴经头痛条中加上"头痛"二字不以为然，认为仲景原文少阴反发热条中没有"头痛"二字，其理由是：仲景针对少阴经脉沉，发热，无汗者，使用麻黄附子细辛汤治之，"纵有头痛，本方自有细辛可兼治之"，因此，无需在原文上添加"头痛"二字。他进一步指出，如果是杂病的少阴头痛，即非此外感伤寒之病，治疗原则"宜从杂病考之"。

②汪氏对黄仲理关于太阳湿病的论述进行了评判，黄仲理曰：太阳湿家，病与太阳伤寒相似，其不同者，湿脉沉而细也。汪氏认为，《脉经》中对寒湿脉象的总结是"脉大或浮虚，皆寒湿"。即使是沉脉，也"不专于沉细"，更不能"恃此以差别伤寒"，还是应当"以证参之"，方可"庶几无失"。汪氏又进一步补充了湿脉与痉脉的类似脉象，认为临床上湿脉与痉脉十分相近，然而"证则不同"，湿证有身疼之候，痉证则身不疼。这些都反映了汪氏在临床上注重四诊合参的辨证思想。

③汪氏对成无己关于伤寒"寸口、关上、尺中三处，大小、浮沉、迟数同等"，即使有"寒热不解"之象，也因为"脉阴阳为和平"，而"虽剧当愈"的解释进行了纠正。汪氏先引用丹溪对成氏之注的质疑，后发表自己的赞同观点，认为原论所谓寸关尺三部脉象"同等"，是指"各得其位"，即"寸浮、尺沉、关不浮不沉"，并不是说三者相同。如果按照成氏的理解，那么"寸浮而尺亦浮"，尺脉浮而也等同于寸脉浮，就不是"脉阴阳和平"，又怎么能病愈呢。汪氏根据其理论与经验对成氏的注解给予纠正，说明其虽为选录前人之言，但并不是盲从。

（3）解题发挥

对所选录的文献内容进行理解与发挥，是汪氏所加按语中比例最多的一类。

①汪氏对伤寒各经均有小便自利之症进行了自我认识与理解，以为，

各经均有小便自利之症，是以此"验病之下与不当下"。如果小便不利，并且有少腹硬之症者，是小便蓄于膀胱，当以渗泄之法治之。又如果小便自利，少腹仍然硬者，是有血积或有粪便，当以通利之法治之。他同时指出，病之发黄与否，病之生死与否，"皆可于此而验之"。

②关于脚气病篇，汪氏针对前人所论文献进行了综合性的评按与发挥。对于东垣论脚气从内因论治、陈无择论脚气从外感论治的不同观点，汪氏以为当两者并参论治。对丹溪论治脚气以湿从下的特性，用药以下药为主，兼顾气血用药的论述，其认为，脚气病虽多以内因为主，但兼症中往往有夹热、夹虚、夹气郁、夹血滞，后世用方也"多兼所夹用药"，告诫人们要注意此点。最后，汪氏对脚气病的注意事项进行了总结，认为"脚气有分南北、外入、内致之殊，有分四气、六经、表里之异，有兼夹热、夹痰、夹虚、夹气血郁滞"，要求学者要注意"合是数论而一以贯之"，只有这样才能"尽病情而无违误之失也"。

③对前人诊治疾病多强调从脉入手的观点，汪氏认为"脉难尽凭病之难易"，诊断疾病，辨别生死，还是要"望闻问切之"，而且"问必有所得者"，强调问诊尤为重要，反映了汪氏临证注重四诊合参的整体诊断思路。

④对于前人论述湿热之间的生成关系时，或强调热能生湿，或强调湿能生热的偏颇观点，汪氏认为二者是相互因果的关系，即"湿郁亦能生热，热郁亦能生湿"。这一观点既全面又辩证地看待了两者之间的关系。

⑤汪氏最为经典的评按是对三种温病的总结与发挥。其在总前人关于温病有温病、温毒、温疫、春温、冬温等基础上，将温病总结为"有冬伤于寒，至春发于温者，有温病未已，更遇湿气，则为温病"；"与重感温气，相杂而为温病者"和"有不应冬伤于寒，不因更遇温气，只于春时感春温之气而病者"。其中最后一种即是后人命名的"新感温病"蕴意所在。

总之，《伤寒选录》一书，虽然流传较少，但是其保留了大量的古代医家关于伤寒及温病认识的文献资料，这些文献中所反映出的医家认识与思想，以及汪氏对于一些问题的独到认识，均是现代医家需要学习与借鉴的珍贵文献，应当好好加以利用。

5. 汪机为"新感温病"说首创者考辩

在这些评按中，可以说汪机有关"温毒"篇中的评按是最具争议的，以下即对该篇评按所引起的争议问题，做一剖析与阐述。

温病学的发展，经历了由《内经》"伏气"温病的认识，再到"新感"温病的认识过程。关于现代大多数学者认为汪机是"新感温病"说首创者的问题，通过对现代学者有关汪机首创"新感温病"说的文献，以及汪机本人相关文献进行梳理、考证、比较，得出了新的结论。

（1）学界认定汪机是"新感温病"说首倡者

最早指出汪机著作中有"新感温病"字样的医家是何廉臣。1911 年，何廉臣在陆懋修（九芝）校订的戴天章（北山）《广温热论》基础上，重新补注撰写了《重订广温热论》，书中说道："汪氏《证治要诀》云：温与热有轻重之分，故仲景云：若遇温气，则为温病，更遇温热，则为温毒。热比温为尤重故也。苟但冬伤于寒，至春而发，不感异气，名曰温病，病稍轻。温病未已，更遇温气，变为温毒，亦可名曰温病……如冬之伤寒、秋之伤湿、夏之中暑相同，此新感之温病也。以此观之，是春之病温有三种不同：有冬伤于寒，至春发为温病者；有温病未已，更遇湿气则为温病，与重感温气相杂而为温病者；有不应冬伤于寒，不因更遇温气，只于春时感春温之气而病者。若此三者皆可名曰温病，不必各立名色，只要辨其病源之不同而已。此石山之论温热也。"（《重订广温热论·温热总论·论温热本证疗法（新增）

之后，学者多认定汪机是"新感温病"首倡者，如浙江省中医研究所编著的《温疫论评注》说，"汪机首创'新感温病'之说"；南京中医学院主编的第 4 版统编教材《温病学·绪论》言，"直至金元以后，才有新感温病之说的产生，代表性的论述见于明代汪石山的《证治要诀》。他说：'有不因于冬伤于寒而病温者，此特春温之气，可名曰春温。如冬之伤寒，秋之伤湿，夏之伤暑相同，此新感之温病也。'自此之后，温病便分成了新感温病与伏邪温病两大类"；吴越人指出，"正式提出新感温病的名称似始于明代汪石山"；张德超指出，"至明代汪石山始明确提出新感温病之名称，他谓'苟但伤于寒，至春而发，不感异气，名曰温病，病稍重，此伏气之温病也；亦有不因冬伤于寒而病温者，此特春温之气，可名曰春温……此新感之温病也'"；郝恩恩说，"汪机首先指出，'有不因冬伤于寒而病温者，此特春温之气，可名曰春温，如冬之伤寒，秋之伤湿，夏之伤暑相同，此新感之温病也'……这是一种有创造性的见解"；董锡玑说，"明代汪石山在此基础上更有发挥，并明确提出'新感温病'之名称"；周永学说，"明代汪石山进一步明确提出了新感温病一词"；孙浩说，"至明代汪石山氏提出新的论点：'有不同于冬伤寒而病温者，此特春温之气可名曰春温……此新感温病也'"等。

（2）对汪机原文的引述之误

论及"新感温病"首倡者的近现代文献，绝大多数没有交代所引汪机的文字源于何种医籍，仅有何廉臣的《重订广温热论》及南京中医学院主编的《温病学》教材中提到源于汪机的《证治要诀》，而遍考汪机医著，并没有书名为《证治要诀》的，也没有卷篇章节有此名称的，不知何氏之书中文献出处所据何来？李洪涛考证认为"《证治要诀》乃明戴元礼撰"，并且指出《证治要诀》中并"无相应记述"。由此可见，所谓出自汪机《证治要诀》一说，疑系《重订广温热论》之张冠李戴，而《温病学》一书，也有未经考证、盲目引用之疏漏。

既然是对汪机观点的引述，那么所引文字是否出自汪机的著作中呢？

遍览汪机 12 种存世著作，在《伤寒选录》卷六"温毒"一节中发现了这段文字。

"愚谓温与热有轻重之分。故仲景云：更遇温气则为温病，若遇湿（疑为'温'）气则为温毒，热比温为尤重故也。苟但冬伤于寒，至春而发，不感异气，名曰温病，此病之稍轻者也。温病未已，更遇温气，变为温病，亦可名曰温病，此病之稍重者也。《伤寒例》以再遇温气名曰温疫。又有不应冬月伤寒，至春而病温者，此特感春温之气，可名曰春温，如冬之伤寒、秋之伤湿、夏之中暑相同也（何廉臣《重订广温热论》此处有"此新感之温病也"7 个字）。以此观之，是春之病温有三种不同：有冬伤于寒，至春发于温病者；有温病未已，更遇湿（疑为'温'）气则为温病，与重感温气，相杂而为温病者；有不因冬伤于寒，不因更遇温气，只于春时感春温之气而病者。若此三者，皆可名为温病，不必各立名色，只要知其病源之不同也（何廉臣《重订广温热论》此处有"此石山之论温热也"8 个字）。

汪机《伤寒选录》的这段文字，被吴有性《温疫论·诸家温疫正误》（郑重光《温疫论补注》）所引述："汪云：愚谓温与热有轻重之分。故仲景云：若遇温气则为温病，更遇温热气即为温毒，热比温尤重故也。但冬伤于寒，至春而发，不感异气，名曰温病，此病之稍轻者也。温病未已，更遇温气，变为温病，此病之稍重者也。《伤寒例》以再遇温气名曰温疫，又有不因冬伤于寒，至春而病温者，此特感春温之气，可名春温。如冬之伤寒，秋之伤湿，夏之中暑相同也。以此观之，是春之温病有三种不同：有冬伤于寒，至春变为温病者；有温病未已，再遇温气而为温病者，有重感温气相杂而为温病者；有不因冬伤于寒，不因更遇温气，只于春时感春温之气而病者。若此三者皆可名为温病，不必各立名色，只要知其病源之不同也。"不同版本的《温疫论》均引述了以上内容。

吴氏所引内容与汪机原文内容基本相同，只是"仲景云"后一句的用词有细微差异：汪机原文为"更遇温气则为温病，若遇湿气则为温毒，热比温为尤重故也"；而吴氏所引为"若遇温气则为温病，更遇温热气即为温毒，热比温尤重故也"。从"热比温尤重故也"来分析，汪机原文表述的意思不如吴氏表述得更加清晰和准确，可能是吴氏在抄录时觉得汪机此句是要表达热比温要更高一个程度，显然，"湿气"不能准确地表达"热比温尤重"的意思，故而进行了一点修改，这是有可能的，也是可以理解的，其他文字差异不大。

但将何氏书中所引之文与汪机原文比较，则可以看出两者的不同之处较多，具有重要意义的差异在于：何氏引文中除缺少《伤寒例》的内容外，在"如冬之伤寒，秋之伤湿，夏之中暑"后，多出了"此新感之温病也"一句；全文最后多出了"此石山之论温热也"一句。汪机《伤寒选录》及诸多版本的《温疫论》中均无此两句。显然，"此新感之温病也"是对汪机所述内容的一个评按；"此石山之论温热也"，则是对上面所引述的汪机观点的总体评判，是一个总结语。正是由于何氏并未按照常规以适当的形式将按语与汪机原文截然区分开来，加之《温病学》教材疏于考证，轻率地据此得出汪机为"新感温病"说提出者的结论，从而更加影响了后世学者的判断。

至此可以明了，仅凭"此新感之温病也"一句按语即断定汪机是"新感温病"的首倡者显然是错误的。那么，会不会是《伤寒选录》原文论述了"新感温病"的思想而成为这一论断的依据呢？我们再对汪机的原文进行剖析。

汪机《伤寒选录》的原文内容可以分为以下几个方面：一是讨论温病温与热之轻重不同，即"愚谓温与热有轻重之分，故仲景云：更遇温气则为温病，若遇湿（温）热则为温毒，热比温为尤重故也。苟但冬伤于寒，至春而发，不感异气，名曰温病，此病之稍轻者也；温病未已，更遇温气，变为温病，亦可名曰温病，此病之稍重者也"。二是定义"春温"，即"又有不应冬月伤寒，至春而病温者，此特感春温之气，可名曰春温，如冬之伤寒，秋之伤湿，夏之中暑相同也"。三是归纳春温的种类，即"以此观之，是春之病有三种不同：有冬伤于寒，至春发于温病者；有温病未已，更遇湿（温）气则为温病，与重感温气，相杂而为温病者；有不应冬伤于寒，不因更遇温气，只于春时感春温之气而病者"。四是提出对三种春温病的处理原则，即"若此三者，皆可名为温病，不必各立名色，只要知其病源之不同也"。

从内容上看，我们不能否认，这段文字中确实包含了"新感温病"的内涵。但是，从汪机所叙述的四个方面，并没有看出明显的主次和刻意突出表达的意思，唯一能够体现强调意思的地方，是最后那句带有原则性含义的话。而在对春温病的归纳分类上，汪机基本是在罗列春温的类型。因而，无论是从行文上还是从思想内涵上来理解，并不存在支持汪机为"新感温病"说首创者的有力依据。

（3）郭雍是"新感温病"的首倡者

纵观整个外感病的演变历史，可以看出，早在北宋时期，研究伤寒病的医家就已经注意到伤寒与温病的关系问题。庞安时在其《伤寒总病论·卷第一·叙论》中说道："当阳气闭藏，反扰动之，令郁发腠理，津液强渍，为寒所搏，肤腠反密，寒毒与荣卫相浑。当是之时，勇者气行则已，怯者则著而成病矣。其即时成病者，头痛身疼，肌肤热而恶寒，名曰伤寒。其不即时成病，则寒毒藏于肌肤之间，至春夏阳气发生，则寒毒与阳气相搏于荣卫之间，其患与冬时即病候无异。因春温气而变，名曰温病也。"这些观点与王叔和《伤寒例》是一致的。《伤寒总病论》又列出"热病""中风""湿温""风温"等病因病机特点，并认为"其病本因冬时中寒，随时有变病之形态尔，故大医通谓之伤寒焉"。这里虽然并没有跳出《内经》"冬伤于寒，春必病温"及《难经》"伤寒有五"广义伤寒的窠臼，但是在肯定前人的基础上已经进一步探讨了"伏气温病"的几种不同病因病机的温病类型，也认识到治疗上各有差异："其暑病、湿温、风温死生不同，形状各异，治别有法。"朱肱的《南阳活人书·卷第五·（三十一）》中的相关论述也基本如此。至南宋时期，这种观点又向前进了一步。郭雍在其《伤寒补亡论·卷十八·温病六条》（1181）中就较为明确地提出了"新感温病"的概念："冬伤于寒，至春而发者谓之温病；冬不伤寒，而春自感风寒温气而病者，亦谓之温病；及春有非节之气中人为疫者，亦谓之温。三者之温自不同也。"紧接着又进一步阐述："或有冬不伤寒，至春自伤风寒而病者，初无寒毒为之根源，不得谓之伤寒，第可名曰温病也。"这里就明确地将"冬不伤寒，而春自感风寒温气而病者"，"初无寒毒为之根源"之"新感温病"与"冬伤于寒，至春而发"之"伏气温病"区别开来。不仅如此，郭氏还指出此种温病与"及春有非节之气中人为疫"之温疫也有着本质的区别。至此，传统意义上的"伏气温病"之广义伤寒独占外感热病的旧局面被打破，取而代之的是"伏气温病论"与"新感温病说""温疫病说"共同构建外感热病的新局面。由此可知，郭氏"新感温病"说的提出要早汪机300余年。也就是说，南宋的郭雍应是"新感温病"的首倡者。

综上所述，从汪机原文与近现代引用文字的比较中，可以得出这样的结论，即现代学者所引用的文献，均源于《重订广温热论》中引述的带有作者评按语的汪机文献。又由于汪机《伤寒选录》在国内一度缺失，人们失去了可靠的作者原文文献依据，从而导致错误的结论。事实证明，即使是汪机《伤寒选录》中在罗列和阐释历代有关温病内容时说到"新感温病"的类型，但这较之前人的相关阐述来说，并没有新的内容提出，其选择、罗列、归纳性地录用意图较为明显。因此，现代学者所谓"汪机为'新感温病说'的首倡者或首创者"的判定，就显得十分牵强，不足以作为这一史学判定的依据。而纵观中医外感病的发展历史，南宋时期的郭雍才是此一学说的最早提出者。汪机在温病学上的贡献主要在于其归纳和总结了春温病的三种类型，并提出了春温病在临床处理上的基本原则。

（九）《医读》的成就

《医读》为汪机为弟子及初学医者编写的一部入门普及性读本，总计 7 卷。自成书至清代康熙早年间，即在民间抄写流传，未曾刊刻行世。至康熙八年（1669），医家程应旄据其所得该书抄本之残本，进行补遗增阙，刊行于世。

1. 选取常用药物，阐释繁简适中

该书卷一为药性内容，汪机考虑到以往本草书籍"为论为说为歌为赋者多矣，第简者太简，而繁者太繁"，使"后之学者从其简则意有未尽，从其繁而力又不逮"，常常出现"于诸药主治仅记其大略，而本草药性等书阁而不讲者有之"的现象。因此该书选取的药物均是"日之常用者"，阐释也尽量"繁简处中"，以便于"初学者为记诵耳"。汪机选取 151（实际为 153）种药物，按功效分为补气健脾药（7 种）、理气宽中药（23 种）、消痰治嗽药（15 种）、发表散邪药（12 种）、祛风除湿药（21 种）、通调血脉药（20 种）、补益心肾药（20 种）、温热祛寒药（7 种）、寒凉泻火药（17 种）、清利小便药（7 种）、通润大便药（4 种）。其阐释每一味药物的性味、功效，尽量以四言形式呈现，便于诵记。如补气健脾药人参，为了符合四言体例，将药名与性味合说"人参甘温"，功效主治为"能补元气，健脾生津，安神益志"。白术为"白术辛温"，功效主治为"健脾去湿，住泻消肿，止呕进食"。再如理气宽中药陈皮，"陈皮辛温"，功效主治为"消痰去滞"。

陈皮留白与不留白，其功效有所不同，即"留白和中""去白泄气"。直白明了，言简意赅。

2. 依据经典选脉，力求阐释切要

该书卷二内容是脉诊。汪机认为，人们常叹"《脉诀》出，《脉经》隐"，而今即使"《脉经》行而学者亦鲜能读之"，大概也是因为"惮其难而乐其易"。于是，汪机以《素问》《难经》《脉经》及古今诸贤论疏之书，"择其精者，裒为此集"。脉形选取也是在《脉经》及诸书记载的 24 种脉形的基础上，增补了数、散、大、小四脉，计 28 种，"以补其未备"，只要学医者能够"熟读而详别之"，就可以"得心应指，不为无少益矣"。

本卷内容包括诊法、脉形、绝脉、生意、杂病生死脉、妊妇脉和小儿脉等。汪机也是以四言格式进行阐释，用词力求精准切要。

"诊法"中先述左右手寸口寸关尺脉所主脏腑，如"左手寸口，心与小肠，关为肝胆，尺肾膀胱；右手寸口，肺与大肠，关为脾胃，尺包二焦"。再述各部平脉，"各部之中，识其平脉，三部合之，察其时脉，时脉之间，再求胃脉，脏腑脉平，时脉又应，胃脉兼来，是为无病"。知道何为平脉，即知何为病脉，若"一有反此，便看何部，即识此经，受病之处"。三述兼证脉，"病有兼证，脉不单行。如曰浮数，风与热也。如曰迟细，虚与寒也。如曰洪滑，痰与火也。如曰沉紧，痛与积也。脉证不一，人事亦殊，举此数端，以例其余"。

"脉形"中主要阐述 28 种脉象的不同表现所对应的不同证候及病因病机情况。如"浮按不足，轻举不余，为风为肿，为喘为虚"，"浮数为热，浮滑为食，浮大伤风，浮缓伤湿"。再如"杂病脉大，真气之虚；伤寒脉大，邪气有余"。常见脉证一一对应，学者心里明了。

"绝脉"中列举了"肾元已绝，胃气已极""心肾俱亡，血虚精瘁""脾败胃亡，谷气尽""神魂失驭""营卫俱亡"等危险脉象，以警示学者注意。

"生意"一节中主要阐述在疾病出现危象之时，告诉学者如何判断病者尚有一线生机的临床指征。如针对"凡病既笃，六脉涩刮，真气已败"的危象时，"若能用药挽得胃回，三部和缓，蔼蔼而来"，则可以有生机。"或于寸关，脉已绝无，唯于尺中，动而独殊，是谓有根，未可云殂"。或者太溪、太冲、冲阳等脉摸之仍应指，即使三者中有其一，都是未死之象。

"杂病生死脉"一节中列举了主要杂病病证中的生死脉象。如"中风口噤，浮迟者生，洪数者死"；"霍乱吐泻，浮洪者生，微迟者死"；"喘急之疾，浮滑者生，短涩者死"。在列出杂病生死脉之后，汪机也告诫"此为大法，亦宜知焉。曰生曰死，未必皆然"，提示学者应该知晓生死之脉，但也不必拘泥，要灵活应对。

"妊妇脉"主要阐述根据不同情况下的脉象表现断定妇女是否怀孕。若妇人有病前来问诊，但脉象所得并无邪脉，则初步可以断定为怀孕之脉；肺主气，肝主血，若血盛气衰，则也可断定为有孕。这些也仅供临证参考，不可全凭。

"小儿脉"一节主要阐释小儿在 3～5 岁时，取脉当以"一指"为度三关，以脉动次数判断小儿有病无病。若动六七次则为平脉，若动八九次则为惊风，应当有抽搐之症。若脉浮洪，则为胃热；脉弦长，则有肝风；脉沉紧，则有腹痛；脉迟弱，则脾胃虚。人迎脉紧盛，为伤寒之候；气口脉紧盛，则为伤食之候。若脉二至三至，或九至十余至，则为不及或太过，是险逆之象。5 岁以后，诊脉三指要紧密。13 岁后，三指诊脉则如成人。

3. 摘取各科常证，理法方药完备

该书卷三、卷四、卷五名为病机，实际是包括内、外、妇、儿、五官等科总计 94 种常见病证的证候表现、病因病机、主治方剂、兼症加减及每

种病证主治方名等内容。汪机认为，"为医必先识证，证候既明，主方用药自有端倪，此病机之所由作也。故诸家之书，首必论病，后以方药继之，正欲学者先识证耳"。各卷具体收录病证为：卷三包括中风、中寒、伤寒、内外伤、感冒、瘟疫、暑、湿、燥、火、寒热、疟、痢、霍乱、泄泻、脾胃、饮食传化、伤饮食、积聚癥瘕、痞、噎膈翻胃、呕吐哕恶、吐酸吞酸嘈杂嗳气、呃、鼓胀、水肿、黄疸、消渴。卷四包括眩晕、头痛头风、心痛、腹痛、身体痛、肩背痛、腰痛、胁痛、疝气、脚气、痛风、痿、痹、麻、虚损、劳瘵、吐衄、气、痰、咳嗽、肺痈肺痿、喘哮、自汗盗汗、惊悸怔忡、滑精梦遗、赤白浊、癫狂、痫、痉、厥、眼、耳、鼻、口、喉、舌、大便秘结、小便淋沥、小便秘、关格、遗尿、溺血、肠血、痔漏、痈疽、破伤风。卷五主要为妇人和小儿之证。妇人包括经水、经闭、崩漏、赤白带、胎妊和产后；小儿包括辨三关纹、脐风噤口、胎惊、夜啼、变蒸、重舌水舌、急惊、慢惊、吐泻、疳、伤风伤寒、伤食、腹痛和诸危证辨生死。

每证中先述主要证候，次述病因病机，再述主治方剂，后述兼证加减方药。理法方药完备，层次分明，一目了然。各卷也采用四言体例，便于学者诵记。如中风一证，主症为"卒然僵仆，口眼㖞邪，手足不遂，舌强难言，痰涎壅滞，掣纵抽搐，强直缫戾，瘫痪偏枯，皆中风类"；病因病机为"大率气虚，湿痰生火，复感外邪，病由是作"；遣方用药为"初中痰壅，昏冒不知，瓜蒂、稀涎可与吐之，主治之药小续命汤"。再如痢证，证候和病因病机并述，"伤食感暑，两邪并结，积滞不行，蕴为湿热，滞因气滞，积是物积，物之欲行，气不与出，湿热内甚，痛坠下逼，乍止乍行，后重里急"；治则为"后重宜下，腹痛宜和，身重除湿，脉弦去风，在外发之，在里下之，在上涌之，在下竭之"；后列出各种主症对应不同方药。

4. 列出主方方歌，便于初学诵记

汪机将前卷各证主治方剂以七言四句歌诀的形式列出，列为卷六及卷七，方歌排列顺序遵循卷三至卷五病证排列的顺序，以便前后对应。方歌，又名方括、歌括，是将方剂的组成、主治主症、治则和服法等方剂要素以歌诀的语言形式编排而成，有利于初学医者诵记。汪机在每方歌之前先述主治证候，兼述服法宜忌，使学者先明了方剂的主治之证，后知服法与宜忌等简单的医理，后再列方歌。汪机一生主张"药不执方"，但其认为对于"初学之士，识见未广，裁制未工，恐亦未能脱"，还是要先"熟古人之方而淹贯之"，只有这样才能"出入加减，胸有定矩"，然后才可达到"弃古人之方"的境地。如大青龙汤方歌，"治伤寒见风，伤风见寒，此营卫俱伤"。此为主治，方歌为"大青龙汤不用操，麻黄汤中用石膏；风寒俱盛加烦躁，须教服此汗滔滔"。

汪机的《医读》，尽管当时是为了初学医者而编，他在世时，该书也仅以抄本形式流传于世，但其中却体现着汪机由博返约的智慧之思和为了普及医学的拳拳之心。全书简而不凡、俗而不庸、约而实用，实乃医学入门之上佳读本，当今学子也可使用。

汪机

临证经验

一、汪机医案概述

汪机医案的主要代表书籍，为其弟子整理编写的《石山医案》，汪机主要的临证思想与经验以这部书为主。在其《外科理例》中虽然也有一些医案，但是汪机本人在其序言中曾提到在编辑该书时见到薛己所著的《外科心法》和《外科发挥》两部书，并将其中的一些医案编入书中。经过比对可以看出，《外科理例》中的一些医案确实摘自薛氏两本书中，故而此处主要以《石山医案》为例来阐述汪机的临证经验和学术特点。

（一）选录的医案数量

《石山医案》为汪机弟子及友人选编，其中除了汪机自己亲自诊治的医案以外，尚有别人著作中的案例及汪机的医论、弟子所著汪机学术思想和友人撰写汪机生平传记等内容。就医案而言，全书卷之上记载 57 个，卷之中记载 55 个，卷之下记载 23 个，附录记载 48 个，总共载有 183 个案例。其中转抄《韩氏医通》中案例（包括医论）者有 3 条，集中在卷之下，分别为"脉""补阴"和"惊" 3 条；他人诊治案例有 9 个，分布在卷之上的"鼓胀""茎中虫出" 2 条，卷之中的"杨梅疮" 3 条，卷之下的"喜""舌出""忧""气结" 4 条；其余属汪机亲诊者 171 个。

（二）涉及的病种

经汪机诊治的医案中，涉及内科、外科、妇科、儿科及五官科，病种数量不下 40 余种，尤以外感和内伤杂病为最。该书可以反映汪机在临床诊疗技术方面的经验与特色。

（三）诊治情况

1. 初复诊医案各占比例

在 171 个汪机亲诊医案中，大多数为经过他人诊治未愈或误治之后，再经汪机复诊的案例。此种案例为 108 个，占总数的 63.16%；之所以经他人初治而再经汪机复诊的例子占多数，其原因可在汪机弟子所撰《病用参芪说》中找到答案，曰："以其病已遍试诸医，历尝诸药，非发散之过，则降泄之多，非伤于刚燥，则损于柔润，胃气之存也几希矣。而先生后至，不得不用参芪以救其胃气。"汪机初诊案例者计 63 个，占总数的 36.84%。所有案例中，还包括记录汪机所遇异常脉象的 3 个案例，记录他人诊治后，汪机仅给予诊断预后和注意事项而未予药物治疗的，如"胁痛"和"鼓胀"病中的几个案例。

2. 连案情况

在此，我们要澄清一个道理，即一位医生诊疗技术的高低，不能简单地以其诊治医案连案的多少来断定。因为一位医生诊治疾病技能的高低，受到医生所面临的病人所患疾病的轻重程度、所遇疾病是常见多发病还是罕见病、病人的配合与否、经他人诊治的疾病变化情况是简单还是复杂等因素的影响。经汪机初诊连案的多少，也受到上述几个因素的影响。从医案总体情况来看，汪机初诊连案的情况较之经他人诊治之后再经汪氏复诊的连案情况要少。初诊连案最多为 3 次，一般为 2 次。经他人初治后经汪机复诊的连案最多为 12 次。如卷下"腹痛"条，汪机在复诊他人诊治后对该病的早期认识也存在着"以药试病"的情况，其并不避讳这点，如实记载，也实属难得。在细致观察病症和揣摩之后调整方药，才使病势峰回路转，得以治愈。一般复诊连案情况不超过 4 次。总体上还是能够反映出汪机无论是在诊治疾病的病种数量上，还是在诊疗技术上，抑或是理论阐发认识上均有超出当时一般医生的地方。

（四）医案加注按语情况

汪机诊治的案例中，绝大多数加注按语。有在治疗过程中对病家或他医提出疑惑之时的解释语，有在治疗以后对该病的理论分析与认识。按语中的内容多数是关于疾病病因病机的分析与判断，常引用《内经》《脉经》《脉诀》及张仲景、李东垣、朱丹溪之观点和经验等来作为其判断的依据。按语长短不等，多数仅寥寥数句，言简意赅地解释了病因病机和用药原则。也有发挥较多者，如治疗一妇人血崩之证时，按语中援引《内经》、朱丹溪、李东垣等对血证中气血之间关系的阐述发挥及个人认识等文字，达到300余字。

案例 1

一人五十，形色苍白。性急，语不合，则叫号气喊呕吐。一日，左奶下忽一点痛，后又过劳，恼怒，腹中觉有秽气冲上，即嗽极吐。或亦干咳无痰，甚则呕血，时发如疟。或以疟治，或以痰治，或以气治，药皆不效。予往诊之，脉皆浮细，略弦而驶。

曰：此土虚木旺也。性急多怒，肝火时动。故左奶下痛者，肝气郁也；秽气上冲者，肝火凌脾而逆上也；呕血者，肝被火扰不能藏其血也；咳嗽者，金失所养又受火克而然也；呕吐者，脾虚不能运化，食郁为痰也；寒热者，水火交战也。兹宜泄肝木之实，补脾土之虚，清肺金之燥，庶几可安。遂以青皮、山栀各七分，白芍、黄芪、麦门冬各一钱，归身、阿胶各七分，甘草、五味各五分，白术钱半，人参三钱。煎服月余，诸症尽释。

《石山医案·卷之中·吐血》

案例 2

一人年逾四十，不肥不瘦，形色苍白，季秋久疟，医用丹剂一丸止之，呕吐不休，粒米不入，大便或泻，面赤，妄语，身热。予诊脉皆浮而欲绝。

仲景云：阳病得阴脉者死。今面赤、身热、妄语，其症属阳；而脉微欲绝，则阴脉矣，此一危也。经曰：得谷者昌，失谷者亡。今粒米不入，此二危也。又曰泄而热不去者死。今数泄泻，而面赤、身热不除，此三危也。以理论之，法在不治。古人云治而不愈者有也，未有不治而愈者也。

今用人参五钱，白术二钱，御米一钱，橘红八分，煎服四帖，渐有生意。

《石山医案·卷之上·疟》

这些按语的加注，使我们能够更加清晰地明白汪机在诊治疾病时的临证特点及与他医诊治认识的不同点，从而从中得到启发和受益。

（五）方解

汪机在医案中对一些用方进行注解，完备理法方药内容。如治疗劳倦伤暑症案例中对方剂各药功效的注解："宜黄芪五钱以固表，人参五钱以养内，白术三钱、茯苓钱半渗湿散肿，陈皮七分、吴茱萸四分消痰下气，再加甘草五分以和之，门冬一钱以救肺。"再如，一则治疗腹痛案例中的方解："以人参、白芍补脾为君，熟地、归身滋肾为臣，黄柏、知母、麦门冬清心为佐，山楂、陈皮行滞为使。"

（六）剂型、制法和服法

1. 剂型

在整个案例中，为了便于调整药物组成及剂量，方药的剂型多以煎剂为主，也有根据病症治疗实际单独使用膏、丸、散剂的，或在服用煎剂的同时配合服用膏、丸、散剂，或在以煎剂治疗疾病的后期作为调理而改用膏、丸、散剂。对于需长期服药或体弱不宜使用煎剂速治者，多改用膏剂、丸剂或散剂。

2. 制法

汪机在其案例中，煎剂所使用的水并没有特别强调，煎煮药剂的时间及先下后下等中医常见的煎剂制法也没有明确的交代。纵观其病案，只在膏、丸、散剂的制备中采用了不同的方法，其特色尤其表现在制备丸药方面。

（1）为兼顾人体正气而用粥或饭糊丸，此为汪机制备丸药时最常使用的方法，体现出其顾护脾胃正气的思想。

（2）为增强脾胃消化功能用神曲糊丸。

3. 服法

汪机在方药服法上也体现其灵活多样的一面。

（1）随时煎药服用。如根据疟证脾气极虚的病情，不仅要求病人在服人参、橘红补脾之剂时需"时时煎汤呷之"，更在护理上要求病人"旦暮食粥，以回胃气"。类似案例，如治疗一老年病人患背痛，在服药和护理上也有特殊做法，"先令以被盖暖，药热服，令微汗"。

（2）以"清米饮"调服。如在治疗因泻痢太过而致肠胃气虚之痢疾时，先将补气升提药做成散末，在服用时要求以"清米饮调下"，以补充水谷正气。

（3）以枣汤调服。如在治疗吐血证后因伤食而复发时，汪机考虑到再服用煎剂恐再伤肠胃，故提出服用参苓白术散加肉豆蔻时以"枣汤调下"。既有利于服用散剂，又有利于补血，一举多得。

（4）分时服用。如治疗一人因气虚又病咳血和梦遗，在正常使用补气补血之品外，还要求病人"朝服六味地黄丸加黄柏、椿根皮，夜服安神丸"。

（5）随时小剂量服用。如在治疗一例因怒又冒雨饥寒，出现发热恶食、上吐下泻、昏闷烦躁、头痛身痛等症，又经他人发汗而汗出不止时，汪机的处方原则为以人参救里，黄芪救表，白术、干姜、甘草和中安胃，茯苓、陈皮清神理气，采用"不时温服一酒杯"的方法，以观察治疗效果。

（6）空腹服药。如在治疗一例因血热而月经失调者时，以酒煮黄连、香附、归身尾、五灵脂等药为末，以粥糊丸，"空腹吞之"。统览汪机此类病案，在治疗服药时均主张"空腹"服药，这点值得关注。

（7）以茶为药引。如在治疗一例颈项患有痈肿者，汪机认为其病在少阳经，根据少阳经多气少血的特点，主张以补为主而反对使用驱热败毒之品。在服用以人参、黄芪、当归、白术为主而制成的膏剂时，"用茶调服无时"，之所以以茶调服，是因为"茶能引至少阳故也"。

（七）成方运用

1. 清暑益气汤

清暑益气汤（黄芪，苍术，升麻，人参，白术，橘皮，神曲，泽泻，甘草，黄柏，当归身，麦冬，青皮，葛根，五味子）为李东垣《脾胃论》中针对长夏，湿热大胜，人感之后四肢困倦，精神短少，胸满气促，肢节沉疼，或气高而喘，身热而烦，心下膨痞，小便黄而少，大便溏而频；或痢出黄糜，或如泔色；或渴或不渴，不思饮食，自汗体重；或汗少者，血先病而气不病等证候而创立的清暑益气、除湿健脾之剂，用于元气本虚，又伤于暑湿之证。汪机以此方加减治疗疫证、疟证和过劳伤酒证。

案例 1

一人年弱冠时，房劳后忽洒洒恶寒，自汗发热，头背胃脘皆痛，唇赤、舌强、呕吐，眼胞青色。医投补中益气，午后谵语，恶热，小便长。初日脉皆细弱而数，次日脉则浮弦而数，医以手按脐下痛。议欲下之，遣书来问。予曰：疫也。疫兼两感，内伤重，外感轻耳。脐下痛者，肾水亏也。若用利药，是杀之也。古人云疫有补、有降、有散，兹宜合补降二法以治。别清暑益气汤，除苍术、泽泻、五味，加生地、黄芩、石膏，服十余帖而安。

《石山医案·卷之上·疫》

此案汪机认为病人为"疫兼两感，内伤重，外感轻"，内伤重在"肾水亏"，故以补为主，兼顾清暑热，用清暑益气汤时将除湿之苍术、泽泻，养阴之五味去除，增加生地黄、黄芩、石膏之清热之药，以达到补降之目的。

案例 2

一人年三十,六月因劳取凉,梦遗,遂觉恶寒,连日惨惨而不爽,三日后头痛躁闷。家人诊之,惊曰脉绝矣。议作阴证,欲进附子汤。未决,邀予往治。曰:阴证无头痛。今病如是,恐风暑乘虚入于阴分,故脉伏耳,非脉绝也。若进附子汤,是以火济火,安能复生?姑待以观其变,然后议药。次日,未末申初果病。寒少热多,头痛躁渴,痞闷呕食,自汗,大便或泻或结,脉皆濡小而驶,脾部兼弦。此非寻常驱疟燥烈劫剂所能治。遂用清暑益气汤减苍术、升麻,加柴胡、知母、厚朴、川芎,以人参加作二钱,黄芪钱半,白术、当归各一钱,煎服二十余帖而愈。

《石山医案·卷之上·疟》

六月,暑热之气当时,病人劳累后感受风暑邪气,邪入阴分而恶寒头痛躁闷。汪机诊为疟证,结合脉象认为非寻常驱疟燥烈劫剂所能治,故用清暑益气汤减去燥湿之苍术和清热解毒之升麻,加入疏解躁闷之柴胡、清温热泻火之知母、行气燥湿之厚朴及祛风止痛之川芎,同时加大补益气血之品的剂量,共达清暑益气、祛风除热功效。

案例 3

汪世昌,形肥色紫,年逾三十。秋间病恶寒发热,头痛,自汗,恶心,咯痰,恶食,医以疟治。居士诊之,脉浮濡而缓,右寸略弦,曰:非疟也,此必过劳伤酒所致。饮以清暑益气汤,四五服而愈。

《石山医案·附录》

按病人证候表现,有外感无疑。汪机以其脉浮濡而缓且右寸略弦为主要指征,判断其非疟证。又当从其起居饮食得出病人为过劳和过量饮酒而伤正气的结论,从而以清暑益气汤治之,使正气得以补益,外感邪气得以去除。

2. 参苓白术散

参苓白术散（莲子肉，薏苡仁，砂仁，桔梗，白扁豆，茯苓，人参，甘草，白术，山药）为《太平惠民和剂局方》中的成方，为脾胃虚弱，食少，便溏，或泻，或吐，四肢乏力，形体消瘦，胸脘闷胀，面色萎黄，舌苔白，质淡红，脉细缓或虚缓之证所设。汪氏以此方加减治疗疟证、吐血、月经不调、产后、血崩。

案例1

一人年三十时，过于勤劳，呕血，彼甚忧惶。予为诊之，脉皆缓弱。曰：无虑也，由劳倦伤脾耳。遂用参、芪、归、术、陈皮、甘草、麦门冬等，煎服月余而愈。

后复伤食，前病又作。曰：再用汤药，肠胃习熟，而反见化于药矣，服之何益？令以参苓白术散加肉豆蔻，枣汤调下，累验。

《石山医案·卷之中·吐血》

该案例针对脾胃受劳累所伤而虚，出现脾不统血的病理表现，初期以补脾气养血之品收功，但病人后又因伤食而旧病发作。汪机此时并没有机械地运用前方，而是改为参苓白术散加肉豆蔻，不仅药方有所改动，药方剂型也由汤剂改为散剂，以枣煎汤调服药方，体现了汪机临证辨证施治的娴熟及运用成方治病的灵活性。

案例2

一妇经行，泻三日，然后行。诊其脉，皆濡弱。曰：此脾虚也。脾属血属湿，经水将动，脾血已先流注血海，然后下流为经。脾血既亏，则虚而不能运行其湿。故作参苓白术散，每服二钱，一日米饮调下二三次，月余经行不泻矣。

《石山医案·卷之中·调经》

汪机对行经伴有腹泻之症，从脾虚湿生入手，认为尽管泄泻是在行经时发生，但都与脾有关。脾虚则湿生，故应补脾中之气以强化脾的运湿功能，以参苓白术散加米饮正得其证。

案例 3

一妇产后滑泻，勺水粒米弗能容，即时泄下，如此半月余矣。众皆危之，或用五苓散、平胃散，病益甚。邀予诊之，脉皆濡缓而弱。曰：此产中劳力，以伤其胃也。若用汤药，愈滋胃湿，非所宜也。令以参苓白术散除砂仁，加陈皮、肉豆蔻，煎姜枣汤调服，旬余而安。

《石山医案·卷之中·产后》

针对产后滑泻之证，汪机在诊治时，除了确诊其为生产过程中劳力伤气而致脾胃气虚，气不运化，治当补益脾胃之气而用参苓白术散外，还顾及若服汤药会加重脾胃湿气，改用散剂，可谓细致有加，经验丰富。去除砂仁而改用芳香化湿之力更甚之肉豆蔻以加强祛湿之功效，加陈皮行气化湿，再用姜枣以补益脾胃。

3. 补中益气汤

补中益气汤（黄芪，甘草，人参，当归，橘皮，升麻，柴胡，白术）为李东垣《脾胃论》中之方，用于脾胃气虚，气虚下陷之证的治疗。汪氏用此方主要治疗疟证、腹痛。

案例

一人形瘦色脆，年三十余。八月因劳病疟，寒少热多，自汗体卷，头痛胸痞，略咳而渴，恶食，大便或秘或溏，发于寅申巳亥夜。医议欲从丹溪，用血药引出阳分之例治之。予诊其脉，濡弱近驶稍弦。曰：察形观色参脉，乃属气血两虚，疟已深入厥阴矣。专用血药，不免损胃又损肺也。淹延岁月，久疟成痨，何也？自汗嗽渴，而苍术、白芷岂宜例用？恶食胸痞，而血药岂能独理？古人用药立例，指引迷途耳。因例达变，在后人推广之也。遂以补中益气汤加川芎、黄柏、枳实、神曲、麦门冬，倍参、芪、术。煎服三十余帖，诸症稍除，疟犹未止。乃语之曰：今当冬气沉潜，疟气亦因之以沉潜，难使浮达，况汗孔亦因以闭塞。经曰疟以汗解。当此闭藏之时，安得违天时以汗之乎？且以参、术、枳实、陈皮、归身、黄芩丸服。胃气既壮，来年二月，疟当随其春气而发泄矣。果如期而安。

《石山医案·卷之上·疟》

此为汪机因时治病案例。疟气随冬气蛰伏，故不可以发汗之法解之，应巩固正气待阳气春发而使疟随之发泄而愈。

4. 四物汤

四物汤（当归，川芎，白芍，熟地黄）出自《太平惠民和剂局方》，具有补血调血功效，主治冲任虚损，月经不调，脐腹疼痛，崩中漏下等症。汪氏在案中以四物汤加减治疗咳嗽咯血、妊娠腰痛便秘、水肿、腹痛。

案例 1

一人形色苍白，年三十余，咳嗽，咯血，声哑，夜热自汗。邀予诊视，脉皆细濡近驶。曰：此得之色欲也。遂以四物加麦门冬、紫菀、阿胶、黄柏、知母。煎服三十余帖，诸症悉减。

又觉胸腹痞满，恶心畏食，或时粪溏。诊之，脉皆缓弱，无复驶矣。曰：今阴虚之病已退，再用甘温养其脾胃，则病根去矣。遂以四君子汤加神曲、陈皮、麦门冬。服十余帖病安，视前尤健。

《石山医案·卷之中·吐血》

此案病人尽管以咳嗽咯血声哑为主要证候，但汪机却抓住病人夜热自汗、脉皆细濡的证候，认为其为色欲所致阴血亏少而相火妄动的虚证，故用药非肺系药物，而是以四物汤加麦冬、阿胶补血调血，以黄柏、知母清相火，仅以紫菀一味肺系药物止咳，可谓切中病证之根本病机，活用了四物汤。

案例 2

一妇怀妊八月，尝病腰痛不能转侧，大便燥结。医用人参等补剂，痛益加。用硝、黄通利之药，燥结虽行，而痛如故。予为诊之，脉稍洪近驶。曰：血热血滞也。宜用四物加木香、乳、没、黄柏、火麻仁。煎服四五帖，痛稍减，燥结润，复加发热面赤，或时恶寒。仍用前方去乳、没、黄柏，加柴胡、黄芩。服二帖，而寒热除。又背心觉寒，腰痛复作。予曰：血已利矣，可于前方加人参一钱。服之获安。

《石山医案·卷之中·妊病》

病人为妊娠八月的孕妇，血热便结难免，加之曾有腰痛旧疾，怀孕后期腰疾复发，他医以通利之品下之，虽能起一时之效，但终不能切中病根。汪氏辨证为血热血滞，可谓一矢中的。故以四物汤调血，加木香、乳香、没药活血止痛，黄柏清血中之热，火麻仁润便通便。二诊时又据刻下证候减去乳香、没药、黄柏，加入柴胡、黄芩清表热。在血利之后再加人参一味补正气。整个治疗过程汪氏围绕清血热、利气血的治疗思路展开，以四物汤为主方加减治疗，收到满意的治疗效果。

5. 四君子汤

四君子汤（人参，白术，茯苓，甘草）也出自《太平惠民和剂局方》，有益气健脾之功，主治脾胃气虚之证。汪机案中以此方加减治疗脾胃气虚妊娠咳嗽、肺痈后期胃气虚证、肝气犯胃脾虚之证、妊娠头痛腹泻之证。

案例

一人瘦长而色青白，性急刚果，年三十余，病反胃每食入良久复出，又嚼又咽，但不吐耳。君面青性急，肝木甚也，脉缓而弱，脾土虚也。遂用四君子汤加陈皮、神曲，少佐姜炒黄连，以泄气逆。服月余而愈。

《石山医案·附录》

此案为肝气犯胃，脾胃虚弱之证。汪机以固土抑木之法，用四君子汤加陈皮、神曲健脾和胃，使中焦巩固，仅以少量黄连清肝火、泄气逆，使克伐之气丧失而脾胃安宁。

6. 枳术丸

枳术丸（枳实，白术）为李东垣《脾胃论》引张元素方，功用为健脾消痞，主治脾虚气滞，饮食停聚，胸脘痞满，不思饮食之证。汪氏往往以此方加减治疗诸病后期脾虚气滞痞满之证。

案例

一人酒色不谨，腹胀如鼓，脉皆浮濡近驶。以枳术丸加厚朴、黄连、当归、人参。荷叶烧饭丸服，一月果安。

《石山医案·卷之上·鼓胀》

酒色不谨之人，必有脾胃虚弱之虞。病人腹胀如鼓，是脾之运化水液障碍所致，以枳实、白术加厚朴、当归、人参补脾胃之气，以黄连清热，再以荷叶烧饭与诸药为丸，也是增强健脾功效之举。

7. 独参汤

独参汤是以人参一味药煎煮，常用来治疗气血亏虚至极之证。汪氏以独参汤治疗小儿惊痫、小儿泄泻、腿痛。①新生儿感受风寒，不乳，时发惊搐：煎独参汤，初灌二三匙，啼声稍缓。再灌三五匙，惊搐稍定。再灌半酒杯，则吮乳渐有生意。②一孩孟秋泄泻，昼夜十数度，形色娇嫩，精神怠倦：令浓煎人参汤饮之。初服三四匙，精神稍回。再服半酒杯，泻泄稍减。由是节次服之，则乳进而病脱。③一人色黄白，季春感冒，发汗过多，遂患左脚微肿而痛，不能转动，脉初皆细软而缓。唯精神尚好，大便固秘，夜卧安静：独参汤一两，一剂与之，其效甚速。

（八）主张临证活用参芪

汪机在阐释了参芪具有阴阳双补功能之后，又在"辨《明医杂著·忌用参芪论》"一篇中，进一步驳斥王纶强调在阴虚火旺所致的系列病证中忌用参芪的错误观点，认为这是王纶对朱丹溪"阳有余阴不足"观点的片面理解，并举出朱丹溪针对这种情况也不是一味滋阴而不用参芪的病案来一一批驳。其核心思想还是归结在辨证施治上，即"有是病用是药"，有些病即使阴虚重于阳虚或已成阴虚火旺之势，也不是不可以使用参芪，关键是在于如何根据病证的主次配伍和变通。汪机认为，"参芪性虽温，而用芩、连以监之，则温亦从而轻减矣。功虽补气，而用枳、朴以制之，则补性亦从而降杀矣。虑其滞闷也，佐之以辛散；虑其助气也，辅之以消导，则参芪亦莫能纵恣而逞其恶矣"。

汪机提出"参芪双补说"的学术渊源，除了《内经》"阳不足者，温之以气，阴不足者，补之以味"的治疗原则之外，更重要的是李东垣《脾胃论》的学术思想与实践经验及其对丹溪"阳有余阴不足论"从"营卫虚实论"的角度给予的诠释和发展，为汪机提出"参芪双补说"提供了实践依据和范式。

二、汪机参芪应用

（一）参芪在医案中的使用频率

在汪机亲诊的 171 个医案中，经统计，用人参的案例 156 个，占总案例的 91.23%；用黄芪的案例 85 个，占总案例的 49.71%。

（二）主治证候表现

从所涉及病种病案分析，疾病表现多为诸证兼呕吐泄泻、痞满食少、怠倦嗜卧、口淡无味、自汗体重、精神不足、懒于言语、恶风恶寒等脾胃有伤之症。

（三）诊断要素及病机

汪机主要以脉象为诊断要素，脉象包括沉细、细弱而数、浮濡无力、过缓等，以此又将病机主要归纳为脾胃虚弱、气血虚少、肝木乘土等。

（四）参芪治疗用量及煎法服法

1. 用量

人参、黄芪在治疗中，剂量从半钱至五钱、一两不等。现举两则案例如下。

案例 1

一妇年三十逾，常患消渴，善饥脚弱，冬亦不寒，小便白浊，浮于上者如油。予诊脉，皆细弱而缓，右脉尤弱。曰：此脾瘅也。宜用甘温助脾，甘寒润燥。方用参、芪各钱半，麦门冬、白术各一钱，白芍、天花粉各八分，黄柏、知母各七分，煎服。

《石山医案·卷之中·消渴》

案例 2

南畿提学黄公，年四十余。溲精久之，神不守舍，梦乱心跳……居士诊视，一日之间，其脉或浮濡而驰，或沉弱而缓。曰：脉之不常，虚之故也。语曰无而为有，虚而为盈，难乎有恒，此之谓乎。其症初因肾水有亏，以致心火亢极乘金，木寡于畏而侮其脾，此心、脾、肾三经之病也。理以补脾为主，兼之滋肾养心，病可痊也。方用人参为君，白术、茯神、麦门冬、酸枣仁、山栀子、生甘草为佐，莲肉、山楂、黄柏、陈皮为使，其他牡蛎、龙骨、川芎、白芍、熟芐之类，随其变症而出入之。且曰：必待人参至五钱病脱……人参服用至三钱，溲精觉减半矣。又月余，人参加至五钱病全减。

《石山医案·附录》

2. 煎法服法

人参煎服法：①有随诸药同煎而服的。例如前案例一、二。②有不拘时候而单独服用的。如独参汤例。③有先小剂量，后渐次加量而服的。

案例

吴福孙之媳，年几三十。因夫外纳宠，过于忧郁，患咳嗽，甚则吐食呕血，兼发热、恶寒、自汗，医用葛氏保和汤不效。居士诊其脉，皆浮濡而弱，按之无力，晨则近驶，午后则缓。曰：此忧思伤脾病也。脾伤则气结，而肺失所养，故咳嗽。家人曰：神医也。遂用麦门冬、片黄芩以清肺，陈皮、香附以散郁，人参、黄芪、芍药、甘草以安脾，归身、阿胶以和血。服数帖，病稍宽。后每帖渐加人参至五六钱，月余而愈。

《石山医案·附录》

（五）常用方剂及加减配伍规律

汪机常用四君子汤、八珍汤、大补汤、参苓白术散、归脾汤、独参汤、补中益气汤、清暑益气汤、人参白虎汤等方剂，在实际案例中进行配伍加减。配伍上多用补血（如当归）、增液（如麦冬、生地黄）、清热（如黄芩、黄连、黄柏）、破气（如厚朴、枳实）等类药。其中，黄芩、黄连的配伍作用，汪机主要是用来监制参芪温补阳气太过而致积温成热，气旺血衰之弊；配伍厚朴、枳实（壳）以防参芪补气太过而致气滞痞闷之虞。在配伍原则上，汪机主张"佐使分两不可过多于主药"。

案例 1

一人年弱冠时，房劳后忽洒洒恶寒，自汗发热，头背胃脘皆痛，唇赤、舌强、呕吐，眼胞青色。医投补中益气，午后谵语，恶热，小便长。初日脉皆细弱而数，次日脉则浮弦而数，医以手按脐下痛。议欲下之，遣书来问。予曰：疫也。疫兼两感，内伤重，外感轻耳。脐下痛者，肾水亏也。若用利药，是杀之也。古人云疫有补、有降、有散，兹宜合补降二法以治。

别清暑益气汤，除苍术、泽泻、五味，加生地、黄芩、石膏，服十余帖而安。

《石山医案·卷之上·疫》

案例 2

陈校，瘦长而脆，暑月过劳，饥饮烧酒，遂病热汗，昏懵乱语。居士视之，脉皆浮小而缓，按之虚豁。曰：此暑伤心、劳伤脾也。盖心藏神，脾藏意，二脏被伤，宜有此症。法宜清暑以安心，益脾以宁意。遂用八物汤加麦门冬、山栀子、陈皮，煎服十余帖而愈。

《石山医案·附录》

案例 3

居士弟樟之妻，瘦长色苍，年三十余。忽病狂言，披发裸形，不知羞恶，众皆谓心风。或欲饮以粪清，或欲吐以痰药。居士诊其脉，浮缓而濡，乃语之曰：此必忍饥，或劳倦伤胃而然耳。经云二阳之病发心脾。二阳者，胃与大肠也。忍饥过劳，胃伤而火动矣，延及心脾，则心所藏之神，脾所藏之意，皆为之扰乱，失其所依归矣，安得不狂。内伤发狂，阳明虚也，法当补之。遂用独参汤加竹沥，饮之而愈。

《石山医案·附录》

案例 4

一孺人年近五十，病腹痛。初从右手指冷起，渐上至头，则头如冷水浇灌，而腹痛大作，痛则遍身大热，热退则痛亦止，或过食或不食皆痛。每常一年一发，近来二三日一发，远不过六七日。医用四物加柴胡、香附不应；更医用四君加木香、槟榔亦不效；又医用二陈加紫苏、豆蔻；又用七气汤等剂皆不效。予诊，脉皆微弱，似有似无，或一二至一止，或三五至一止，乃阳气大虚也。以独参五钱，陈皮七分，煎服十余帖而愈。

《石山医案·卷之下·腹痛》

对于人们在临床上因出错而不用参芪的现象，汪机明确地给予了指正，"病宜参芪，有用之而反害者，非参芪之过，乃用者之过也。如病宜一两，只用一钱，而佐使分两又过于参芪，则参芪夺于群众之势，弗得以专其功矣……或者病危，有用参芪无益者，《经》曰：神不使也。夫药气赖神气而为助，病坏神离，虽参芪亦无如之何矣"。正因为其医理高深和临证经验的丰富，才在临证治疗各种疾病时能够出神入化地使用人参、黄芪。正如其弟子程镳所说："其调元固本之机，节宣监佐之妙，又非庸辈可以测识。是以往往得收奇效全功，而人获更生者，率多以此。"

（六）典型案例分析

1. 腹痛运用参芪案例

（1）阴虚火动腹痛

大凡阴虚火动之证，医家多不用甘温之品，更不用说阴虚火动腹痛。但汪机在针对此证时却另有理解和主张，其曰："所谓诸痛禁用参芪者，以暴病形实者言耳，若年高气血衰弱，不用补法，气何由行，痛何由止？"故主张阴虚火动之腹痛应根据病人的脉证来辨证用药。恐参芪气温，则可加些凉润之品以缓之。

案例

罗汝声，年五十余，形瘦而黑，理疏而涩，忽病腹痛，午后愈甚。医曰：此气痛也。治以快气之药，痛亦加。又曰：午后血行阴分，加痛者血滞于阴也。煎以四物汤加乳、没，服之亦不减。诣居士诊之，脉浮细而结，或五七至一止，或十四五至一止。经论止脉渐退者生，渐进者死。今止脉频则反轻，疏则反重，与《脉经》实相矛盾。居士熟思少顷，曰得之矣。止脉疏而痛甚者，以热动而脉速，频而反轻者，以热退而脉迟故耳，病属阴虚火动无疑。且察其病，起于劳欲。劳则伤心而火动，欲则伤肾而水亏。

以人参、白芍补脾为君，熟地、归身滋肾为臣，黄柏、知母、麦门冬清心为佐，山楂、陈皮行滞为使，人乳、童便或出或入，惟人参渐加至四钱或五钱，遇痛进之即愈。

或曰：诸痛与黑瘦人及阴虚火动，参芪并在所禁，今用之顾效，谓何？居士曰：药无常性，以血药引之则从血，以气药引之则从气，佐之以热则热，佐之以寒则寒，在人善用之耳。况人参不特补气，亦能补血。故曰气弱，当从长沙而用人参是也。

《石山医案·附录》

（2）郁热腹痛

气虚郁热伴腹痛之证，本属有热不可使用甘温药物之例，但汪机以为，病久必虚，气虚则卫气不固，外邪易侵，入内而激其内郁，致痛大作。又因病久而郁，郁则生热，必用甘温之品以固表，寒酸之品以清郁热，如此则表固而邪不侵，无邪内入扰动气郁热则痛自除。

案例

居士之甥汪宦，体弱色脆，常病腹痛，恶寒发热，呕泄倦卧，时或吐虫，至三五日或十数日而止。或用丁、沉作气治，或用姜、附作寒治，或用消克作积治，或用燥烈作痰治，罔有效者。居士诊视，脉皆濡小近驶，曰：察脉观形，乃气虚兼郁热也。遂用参、芪、归、术、川芎、茯苓、甘草、香附、陈皮、黄芩、芍药，服之而安。

或曰：诸痛不可用参、芪并酸寒之剂，今犯之何也？曰：病久属郁，郁则生热。又气属阳，为表之卫，气虚则表失所卫，而贼邪易入，外感激其内郁，故痛大作。今用甘温以固表则外邪莫袭，酸寒以清内则郁热日消，病由是愈。

《石山医案·附录》

（3）阳虚腹痛

汪机认为，阳虚腹痛多因阳虚不能健运所致。"脾胃乃多气之经也，气能生血，气不足血亦不足"，并以张仲景"血虚气弱，以人参补之"的理论为依据，主张阳虚腹痛以独参汤加陈皮等理气之品，以行脾胃健运之气，通过改善脾胃阳虚而达到止腹痛的目的。

案例

一孺人年近五十，病腹痛。初从右手指冷起，渐上至头，则头如冷水浇灌，而腹痛大作，痛则遍身大热，热退则痛亦止，或过食或不食皆痛。每常一年一发，近来二三日一发，远不过六七日，医用四物加柴胡、香附不应；更医用四君加木香、槟榔亦不效；又医用二陈加紫苏、豆蔻；又用七气汤等剂皆不效。

予诊，脉皆微弱，似有似无，或一二至一止，或三五至一止，乃阳气大虚也。以独参五钱，陈皮七分，煎服十余帖而愈。

夫四肢者，诸阳之末；头者，诸阳之会。经曰阳虚则寒，又曰一胜则一负。阳虚阴往，乘之则发寒；阴虚阳往，乘之则发热。今指梢逆冷上至于头，则阳负阴胜可知矣。阳负则不能健运，而痛大作。痛作而复热者，物极则反也。及其阴阳气衰，两不相争，则热歇而痛亦息矣。况脾胃多气多血经也。气能生血，气不足则血亦不足。仲景曰血虚气弱，以人参补之。故用独参汤，服而数年之痛遂愈矣。

《石山医案·卷之下·腹痛》

2.热病运用参芪案例

（1）发热吐泻

汪机有一例疟病误治引起发热吐泻危症案，以人参、白术、御米、橘红等药救治成功。

案例

一人年逾四十，不肥不瘦，形色苍白，季秋久疟，医用丹剂一丸止之，呕吐不休，粒米不入，大便或泻，面赤，妄语，身热。予诊脉皆浮而欲绝。

仲景云：阳病得阴脉者死。今面赤、身热、妄语，其症属阳；而脉微欲绝，则阴脉矣，此一危也。经曰：得谷者昌，失谷者亡。今粒米不入，此二危也。又曰泄而热不去者死。今数泄泻，而面赤、身热不除，此三危也。以理论之，法在不治。古人云治而不愈者有也，未有不治而愈者也。今用人参五钱，白术二钱，御米一钱，橘红八分，煎服四帖，渐有生意。

《石山医案·卷之上·疟》

（2）疫热腹痛

案例

一人年弱冠时，房劳后忽洒洒恶寒，自汗发热，头背胃脘皆痛，唇赤、舌强、呕吐，眼胞青色。医投补中益气，午后谵语，恶热，小便长。初日脉皆细弱而数，次日脉则浮弦而数，医以手按脐下痛。议欲下之，遣书来问。

予曰：疫也。疫兼两感，内伤重，外感轻耳。脐下痛者，肾水亏也。若用利药，是杀之也。古人云疫有补、有降、有散，兹宜合补降二法以治。别清暑益气汤，除苍术、泽泻、五味，加生地、黄芩、石膏，服十余帖而安。

《石山医案·卷之上·疫》

此例中汪机所用成方"清暑益气汤"乃李东垣"清暑益气汤"，为"劳逸失节，脾胃气虚"之人感受暑温之邪，耗气伤津所设，非后世王孟英之"清暑益气汤"。本案"内伤重"，故以参、芪补气，归身、地黄补血，首护气血；再以石膏、黄芩降火泄热。一补一降，补为主，降为辅，补降结合，遂即奏效。

（3）阳越阴虚

案例

一人形短苍白，平素善饮。五月间忽发寒热，医作疟治，躁渴益甚，时常啖梨，呕吐痰多，每次或至碗许，饮食少进，头晕昏闷，大便不通，小便如常或赤，夜梦不安，或一日连发二次，或二日、三日一发，或连发二日，平素两关脉亦浮洪，邀予适以事阻，令服独参汤二三帖，呕吐少止，寒热暂住。三日，他医曰：渴甚脉洪，热之极矣，复用独参以助其热，非杀之而何？及予往视，脉皆浮洪近数。

予曰：此非疟而亦非热也。脉洪者，阴虚阳无所附，孤阳将欲飞越，故脉见此，其病属虚，非属热也。渴甚者，胃虚津少，不能上朝于口，亦非热也。盖年逾六十，血气已衰，加以疟药性皆燥烈，又当壮火食气之时，老人何以堪比？然则邪重剂轻，非参所能独活。遂以参、芪各七钱，归身、麦门冬各一钱，陈皮七分，甘草五分，水煎。每次温服一酒杯，服至六七帖，痰止病除食进。大便旬余不通，导之以蜜，仍令服三十余帖以断病根，续后脉亦收敛而缓，非复向之鼓击而驶也。

《石山医案·卷之中·汇萃》

汪机未泥于呕吐、痰多、纳少、头晕、便秘、失眠诸症，脉症合参，认定此证"非疟、亦非热"，乃"阴虚阳无所附，孤阳将欲飞越"之证。其未采用滋阴潜阳之法，而是以补益中焦脾胃气血为主的原则来培补元气。这种从中焦补益气血着手治疗阴虚阳越之证的思路和治法，值得借鉴与思考。

（4）暑热胃虚

案例

一孩孟秋泄泻，昼夜十数度，医用五苓散、香薷饮、胃苓汤加肉豆蔻，罔有效者。

予曰：此儿形色娇嫩，外邪易入，且精神怠倦，明是胃气不足，而为暑热所中，胃虚夹暑，安能分别水谷？今专治暑而不补胃，则胃愈虚，邪亦着而不出。经曰"壮者气行则愈，怯者着而成病"是也。令浓煎人参汤饮之。初服三四匙，精神稍回。再服半酒杯，泻泄稍减。由是节次服之，则乳进而病脱。

《石山医案·卷之中·泄泻》

汪机以望诊诊断患儿是因胃气不足而受暑热之邪侵入，他医仅见暑热而未察其因是胃虚，妄用清暑热之品，而使胃虚更甚。汪氏从补益胃气着手，以一味人参浓煎少量频服的方式，以鼓舞患儿胃气，胃气生则诸症皆退，值得效仿。

3.益气活血运用参芪案例

（1）阳虚血瘀

案例

一人年十五，色黄悴。十二月间，忽呕瘀血一二碗，随止。当请小儿科丁氏调治，肌体尚弱，常觉头晕。近乎三月间，天热行路，出汗逾日，又少费力颇倦，日仄顿然昏晕，不省人事，手足扰乱，颠倒错乱，将一时久方定。次日亦然。续后每日午时前后，如期发一次。近来渐早，自辰至午，连发二次，渐至三四次，此前稍轻。发时自下焦热，上至胸壅塞，则昏晕良久方苏，始疑是疟和痫。医云火动，又云痰症，用牛黄丸以竹沥、姜汁磨服二次，共四丸，又与煎药多清痰火之剂。服后，每日只发一次。止则汗多，口干，食少，身热时多，凉时少。

予脉之，皆浮虚洪数，不任寻按，坐起则觉略小，亦不甚数。脉书曰数脉所主为热，其症为虚。三日后再诊，左脉小而滑，右脉大而滑，独肺部浮软，按之似蛰蛰有声。与昨脉不同者，虚之故也。

　　夫阳气者，清纯冲和之气也。或劳动过度，或酒食过伤，则扰动其阳，变而为邪热矣。然脾胃以阳气为主，阳变为热，血必沸腾而越出于上矣。昏晕者，由热熏灼，故神昏运倒而类风也。风之旋转运动，与火相类。每觉下焦热上，胸膈壅塞而即发者，脾脉从足入腹至胸，今下焦热上，乃脾火也。然胸膈，心肺之分，为阳之位。清阳居上，今邪热扰之，则阳不得畅达，而心肺之神魄不免为之而昏乱矣。况五脏皆赖胃气以培养，胃受火邪则五脏皆无所禀，而所藏之神亦无所依，故肺之魄，心之神，肝之魂，脾之意，肾之志，安得不随之溃乱躁扰而昏瞀耶？多发于午前后者，乃阳气所主之时。阳为邪扰，不能用事，故每至其时而辄发也。且汗多津液泄，口干津液少，医用牛黄、朱砂、琥珀、南星、半夏等而复燥之，是愈益其燥，故暂止而复发，不能拔去其病根也。

　　因取参、芪各二钱半，远志、山楂、川芎、黄芩各七分，天麻、茯神、麦门冬各一钱，甘草、陈皮各五分，归身八分，白术一钱半，煎服十余帖，而病不复发矣。

《石山医案·卷之下·瘀血》

　　此为阳气虚则失去推动血液运行的动力而致瘀血，气虚血瘀又致不能输布津液，究其根本则为劳动过度或酒食过伤，扰动阳气，变而为邪热。邪热又扰乱五脏神魄，出现昏晕之症。他医虽作痰热治之，但能止一时而不能除根。汪机以为应以补气安神敛阳为主，气足则血行，血行则津液得以输布，五脏得以安定。

（2）气虚血涩

案例

　　一妇或时遍身麻痹，则惛不省人事，良久乃苏。医作风治，用乌药顺气散，又用小续命汤，病益甚。邀余诊之，脉皆浮濡缓弱。曰：此气虚也。麻者，气馁行迟，不能接续也。如人久坐膝屈，气道不利，故伸足起立而麻者是也。心之所养者血，所藏者神。气运不利，血亦罕来，由心失所养而昏懵也。遂用参、芪各二钱，归身、茯苓、门冬各一钱，黄芩、陈皮各七分，甘草五分，煎服而愈。

《石山医案·卷之中·身麻》

汪机从脉象皆浮濡缓弱诊断此病乃气虚之证，以气虚致心血不足，心失所养则昏懵麻痹，不同于他医以风邪所致的诊疗思路。以参、芪为补气主药，配以当归补血活血之品，以黄芩兼制参、芪温阳之过，陈皮、茯苓行气健运，以达补心气养心血之目的。心气心血运行正常则麻痹昏懵之症尽释。

（3）血少涩滞

案例

一人年近六十，面色苍白，病左耳聋三十年矣。近年来或头左边及耳皆肿溃脓，脓从耳出甚多，时或又肿复脓。今则右耳亦聋，屡服祛风去热逐痰之药不效。

予诊，左手心脉浮小而驶、肝肾沉小而驶，右脉皆虚散而数，此恐乘舆远来，脉未定耳。来早脉皆稍敛不及五至，非比日前之甚数也。

夫头之左边及耳前后，皆属于少阳也。经曰少阳多气少血。今用风药、痰药类皆燥剂。少血之经，又以燥剂燥之，则血愈虚少矣。血少则涩滞，涩滞则壅肿，且血逢冷则凝，今复以寒剂凝之，愈助其壅肿，久则郁而为热，腐肉成脓，从耳中出矣。渐至右耳亦聋者，脉络相贯，血气相依，未有血病而气不病也，是以始则左病而终至于右亦病矣。况病久气血已虚耳，人年六十，血气日涸；而又出久劳伤气血，又多服燥剂以损其气血，脓又大泄，已竭其气血，则虚而又虚可知矣。以理论之，当以滋养气血，气血健旺，则运行有常，而病自去矣。否则不惟病且不除，而脑痈耳疽抑亦有不免矣。

以人参二钱，黄芪二钱，归身、白术、生姜各一钱，鼠粘子、连翘、柴胡、陈皮各六分，川芎、片芩、白芍各七分，甘草五分，煎服数十帖而安。

《石山医案·卷之下·耳脓》

血液的正常运行除了有气的推动之外，还必须具备充足的血容量。气血健旺则运行正常，血少气弱，气无所附，则必致涩滞。此例汪机以为病在少阳经，而少阳乃多气少血之经，宜以补气。而今医用祛风祛痰之燥剂，使在经之血愈少，加重气血涩滞之证，出现的聋耳出脓壅肿，甚及右耳亦聋的结果，均是不辨证候病机所致。故而汪机以参、芪、归身等补气血，以鼠黏子、连翘、黄芩等清热解毒，柴胡、川芎等本经药清热活血，使气血旺以去除气血涩滞之根本。

【医案选读】

邑人汪大尹，年几七十。形色苍白，劳倦病疟。疟止，胸膈痞闷，心恶痰多，不思饮食，懒倦，口苦头痛，夜梦纷纭，两腿时痒。予为诊之，脉皆浮濡无力，且过于缓。

医书云，脉缓无力者，气虚也。又云，劳则气耗。又云，劳倦伤脾。脾伤不能运化精微以养心，故心神为之不安，宜仿归脾汤例治之。人参二钱，麦门冬、白术各一钱，归身、酸枣仁、茯神各八分，黄芩、陈皮各六分，枳实、甘草各五分，川芎七分，煎服二帖，夜卧颇安。但药后觉嘈，食则吞酸口淡。减去枳实，加山楂七分、吴茱萸二分服之，仍用参、术、归、芎、山栀、山楂，丸服而愈。

《石山医案·卷之下·疟》

一人年六十逾，色紫。平素过劳好酒，病膈。食至膈不下，就化为脓痰吐出，食肉过宿，吐出尚不化也。初卧则气壅不安，稍久则定。医用五膈宽中散、丁沉透膈汤，或用四物加寒凉之剂，或用二陈加耗消之剂，罔有效者。来就余治。脉皆浮洪弦虚。

予曰：此大虚症也。医见此脉，以为热症，而用凉药，则愈助其阴，而伤其阳。若以为痰为气，而用二陈香燥之剂，则愈耗其气，而伤其胃，是以病益甚也。况此病得之酒与劳也。酒性酷烈，耗血耗气，莫此为甚。又加以劳伤其胃，且年逾六十，血气已衰，脉见浮洪弦虚，非吉兆也。宜以人参三钱，白术、归身、麦门冬各一钱，白芍药八分，黄连三分，干姜四分，黄芩五分，陈皮七分，香附六分，煎服五帖，脉敛而膈颇宽，食亦进矣。

《石山医案·卷之上·膈噎》

一人肥短紫淡，年逾三十，因劳感湿，两腿胯间结核痛甚。医用蒜片艾灸，又针大敦、三阴交，又以药水洗之，遂致阴囊肿胀如升，茎皮肿如水泡。复进人参败毒散，皆不中病。邀予往诊，脉皆濡缓而弱略驶。

曰：此湿气乘虚而入，郁而为热成结核也。理宜补中行湿，可免后患。月余，左腿内廉厥阴经分肿痛如碗，恶寒发热，复用蒜灸。六日后，肿溃脓出，体倦，头面大汗，手足麻木，疮下又肿如碗，寒热大作，始信予言。

用人参三钱、黄芪三钱，白术钱半，归身尾、牛膝、茯苓各一钱，青皮、黄柏各七分，甘草节五分，煎服五六帖，右额羊矢穴分肿痛，长五寸许，亦作寒热。医谓补塞太过，欲改前方。彼言汪君已有先见，所制之方必不误我，锐意服之。

月余，肿皆脓溃成痂而愈。唯左脚委中筋急短缩，艰于行步，彼疑为躄，遣书来问。予曰：脓血去多，筋失所养故也，药力足日，当不躄矣，果验。

《石山医案·卷之中·痈肿》

三、外科临证经验

汪机的《外科理例》成书于 1531 年，由多部外科著作编辑而成，主要包括明代薛己的《外科心法》《外科发挥》（两书中又摘录有南宋陈自明的《外科精要》、金代李东垣的《东垣试效方》，元代齐德之的《外科精义》，以及明初徐彦纯、刘宗厚的《玉机微义》等内容），还引用了朱丹溪《外科精要发挥》的内容（该书在日本丹波元胤《医籍考》注明已佚，目前确也未曾再见此书流传，这说明在汪机编辑《外科理例》时此书尚存于世）。书中所举案例大多出自上述几本书，内容文字有所改动，但原意保留。汪机在有的案例后略加点评，如"此症凭脉论治""此症凭因论治""此症为未凭脉误治"等。这既是其对案例的自我理解与总结，又为读者提供了阅读参考。全书 7 卷，分为 154 门（包括《补遗》），附方 265 首。补遗附于第七卷末，亦有单作 1 卷者。该书反映了成书之前中医外科学方面的成就。

（一）首先定义外科概念

汪机可谓中医学史上对中医外科概念进行定义的第一人，自《周礼·天官》载有"疡医"以来，一直都是较多地沿用"疡科"或"疮疡科"之名。至宋代陈自明《外科精要》、元代齐德之《外科精义》，再至明代陈实功《外科正宗》、薛己《外科心法》《外科发挥》《外科枢要》等，渐有"外科"名称取代之前的"疡科""疮疡科"，但均有其名而无定义。至汪机该书，方有外科概念的确切定义。其在自序中说道："外科者，以其痈疽疮疡皆见于外，故以外科名之。"

（二）阐述疮疡 23 种脉症

汪机在该书的开篇，即将薛己《外科心法》中据元代齐德之《外科精义》所载的痈疽（疮疡）常见的浮、洪、滑、数、散、芤、牢、实、弦、紧、涩、短、细、微、迟、缓、沉、虚、软、弱、促、代、动等23个脉象（未包括原书中的长、短、伏三个脉象）与对应的证候、治则和预后进行简明扼要的阐述。如见"洪脉"，"主血实积热。肿疡洪大则疮势进，脓未成，宜下。溃脓后洪大难治，若自利不可救"。汪机在此篇最后加上自己的按语："今之疡医多不诊脉，惟视疮形以施治法。盖疮有表里虚实之殊，兼有风寒暑湿之变，自非脉以别之，安得而察识乎？东垣云：疮疡凭脉。此之谓也。因详列其脉之所主，揭之于首，学者宜加意焉。"其强调外科诊脉的重要性，提示后人应重视外科脉诊。

（三）制定痈疽（疮疡）总则

该书卷一对痈疽（疮疡）形成的病因、病机、证候表现、鉴别诊断、治则、治法及预后等做了较为系统的阐述，制定了痈疽（疮疡）的总则。

1. 较为全面总结痈疽（疮疡）成因

该书从季节时令、居处环境、人体体质、情志异常、饮食过度、偏食或嗜食、流行疫毒、肾气虚等方面归纳了痈疽（疮疡）的病因：有因季节时令流行疫毒侵害所致；有因身体瘦弱气滞所致；有因气怒气机逆乱所致；有因肾气虚所致；有因饮酒、过食烤炙肉食及服用丹石积毒所致，即所谓"膏粱之变，足生大丁"之义；有因身居东方之域、鱼盐之地，食鱼嗜盐，积聚血热所致。

2. 深刻分析痈疽（疮疡）病机

该书从脏腑、阴阳、气血、寒湿火热等方面深刻剖析痈疽（疮疡）的病机，具体为：一是"五脏积热，六腑受之，阳热相薄，热之所过，则为痈也"，即"五脏菀热，六腑受之"而生痈疽；而"六腑不和，留结为痈"，"六腑属阳而主气，肌肉上为阳脉。邪气游于六腑，则肌肉上之脉不和；邪气停留肌肤，结聚为痈肿矣"。说明了热积脏腑，转化为痈疽的发病机理。

脏属阴，积热日久则传于六腑；腑属阳，阳热蓄积，过而成痈。六腑本属阳，遇外邪侵入，易积热气滞于肌肤而成痈。

二是痈疽因阴阳相滞、寒湿火热相搏而生。"阴滞于阳为疽，阳滞于阴为痈。"其病机为"血行脉内，气行脉外，相并周流。寒与湿搏之，则凝泣行迟为不及；热与火搏之，则沸腾行速为太过。气得邪而郁，则津液稠黏，为痰为饮，积久渗入脉中，血为之浊，此阴滞于阳也。血得邪而郁，隧道阻隔，或溢或结，积久渗出脉外，气为之乱，此阳滞于阴也"。

3. 归纳脏腑痈疽证候表现

（1）肺肝肾痈主症

肺痈主症为"胠（腋下）满"。因为"肺藏气而外主息，其脉支别者，从肺系横出腋下，故喘而两胠满"。

肝痈主症为"主小便"。因为"肝主惊，肝脉循股入毛中，环阴器抵少腹，直上贯肝膈，布胁肋，故两胠满。两胠满，卧则惊，不得小便"。

肾痈主症则为"少腹满"。

（2）脏腑内疽证候

该书在总结脏腑痈疽证候时，以"某穴位隐隐作痛"作为"某脏疽"的主症，以痈疮"上肉微起"为"某脏痈"的主症，体现了汪机简明直接的表述特点。

肺疽的证候表现为"中府隐隐痛"；肺痈的证候表现为"其上肉微起"。

心疽的证候表现为"巨阙隐隐痛"；心痈的证候表现为"其上肉微起"。

肝疽的证候表现为"期门隐隐痛"；肝痈的证候表现为"其上肉微起"。

脾疽的证候表现为"章门隐隐痛"；脾痈的证候表现为"其上肉微起"。

肾疽的证候表现为"京门隐隐痛"；肾痈的证候表现为"其上肉微起"。

胃疽的证候表现为"中脘隐隐痛"；胃痈的证候表现为"其上肉微起"。

大肠疽的证候表现为"天枢隐隐痛"；大肠痈的证候表现为"其上肉

微起"。

三焦疽的证候表现为"丹田隐隐痛";三焦痈的证候表现为"其上肉微起"。

小肠疽的证候表现为"关元隐隐痛";小肠痈的证候表现为"其上肉微起"。

4. 鉴别诊断

书中还对痈疽的标本、肿之深浅及疖、痈、疽之间的不同证候进行了鉴别诊断。

(1)明辨痈疽(疮疡)标本

本者,指膏粱厚味所致痈疽之证。"今富贵之人,饮食肥浓,日久太过。其气味俱厚之物,乃阳中之阳,不能走空窍,先行阳道,反行阴道,逆于肉理,则湿气大胜。子土能令母火实,火乃太旺。热湿既盛,必来克肾;若杂以不顺,必损其真水。肾既受邪,积久水乏,水乏则从湿热之化而上行,其疮多出背出脑,此为大丁之最重也。"膏粱厚味饮食易形成湿热内积,积久令心火太旺,又致肾水枯乏,继而湿热上行形成背疽脑疽重症。此为痈疽(疮疡)形成之根本。

标者,指湿热毒气行于肺脾胃所致痈疽之证。"若毒气行于肺或脾胃之部分,毒之次也。若出于他经,又其次也。湿热之毒所止处,无不溃烂。"此为痈疽(疮疡)形成之标。

(2)辨痈疽(疮疡)肿之深浅

鉴别痈疽(疮疡)脓肿病灶深浅有 3 种:

一种是"高而软者,发于血脉";"肿下而坚者,发于筋骨";"皮肉色不辨者,发于骨髓"。

再一种是"以手按摇疮肿,根牢而大者深也,根小而浮者浅也"。

第三种是"初生疮时,便觉壮热,恶寒,拘急,头痛,精神不宁,烦躁饮冷，疮疽必深也。若起居平和，饮食如故，其疮浮浅也"。"恶疮初生，其头如粟，微似有痛痒，误触破之，即焮展有深意。"

（3）疖、痈、疽鉴别诊断

疖，初生之时"突起，浮赤，无根脚"，红肿疼痛只"见于皮肤，止阔一二寸，有少疼痛"，预后良好，"数日后微软，薄皮剥起，始出青水，后自破脓出"。

痈，初生之时"红肿，突起，阔三四寸"，兼有"发热恶寒，烦渴，或不热，抽掣疼痛，四五日后按之微软"，此为"毒气浮浅"之证。如果见到"皮色不变，但肌肉内微痛，甚发热恶寒，烦渴"，此为"热毒深沉"之证。"日久按之，中心微软，脓成"。

疽，初生之时若生"白粒如粟米，便觉痒痛，触着其痛应心"，此为"疽始发之兆"，如果"误触者，便觉微赤肿痛，三四日后，根脚赤晕展开，浑身壮热微渴，疮上亦热"。如果"初生白粒，误触后便觉情思不畅，背重如石，身体烦疼，胸膈痞闷，怕闻食气"，被称为"外如麻，里如瓜"，是"疽毒深恶，内连脏腑"。还有"疽顶白粒如椒者数十，间有大如莲子蜂房者，指捺有脓不流，时有清水，微肿不突，根脚红晕，渐渐展开"的临床表现，有的痒痛，有的不痛，疽也不甚热，但疮反陷下，如领之皮，渐渐变成黑色，并且人恍惚沉重，脉象虚弱。

这三者在临床诊治时要一一加以鉴别。

（4）肿瘤鉴别诊断

"发肿都软不痛者"，是血瘤。"虚肿而黄者"，是有水。

"发肿日渐增长而不大热，时时牵痛者"，是气瘤。

5. 治疗原则

（1）疮疽分虚实用药

当"疮疽痛息自宁，饮食知味，脉证俱缓"之时，应当遵循"缓则治本"的用药原则，以"王道平和之药徐而治之，亦无不愈"。

如果"脉实掀肿，烦躁，寒热，脉证俱实"时，则需要使用"硝黄猛烈之剂"治之，方可奏效。

如果出现"疮疡聚肿不溃，溃而脓水清稀，或泄利肠鸣，饮食不入，呕吐无时，或手足并冷"之症，是"脉证俱虚"之象，"非大补之药不能平"。若"投以硝黄攻伐之剂"，则更伤正气。因此，"治其证者，当辨表里虚实，随宜治之，庶得万全"。

（2）治疮须分补泻

东垣曾曰："疮疽受之有内外之别，治之有寒温之异。"因此，"受之外者，法当托里以温剂"，若反用寒药，则是皮毛之邪引入骨髓，反使表邪入里成害；当"受之内者，法当疏利以寒剂"，若反用温剂托里，则是骨髓之病上彻皮毛，里外均受邪所害，反而使得表里通溃，共通为一疮，助邪为毒，苦楚百倍。轻则危，重则死。因此，诊治疮疡必须分清补泻原则。

（3）痈疽当分经络治之

丹溪曰："六阳、六阴经，有多气少血者，有少气多血者，有多气多血者，不可概论。"意指十二经中气血的分布各有不同，气血的多与少与各经所生痈疽的诊治有直接的关系。各经中唯有"少阳、厥阴生痈，理宜预防"，因为这两条经"多气少血"。而血少则肌肉难长，所患痈疽疮疡处长久不合，必成死证；若用驱毒利药，易导致伐阴分之血，出现危象。诊治这两条经的痈疽时，若在初期肿痛时，必须参之脉症。如果是虚弱之脉，则给予滋补之品，使气血无亏，可保无虞；若此时使用寻常驱热拔毒及纾气药，则虚虚之祸旋至，必须杜绝。

（4）论脓辨治

由于痈、疽、疮、疖皆由气血壅滞而生，因此，必须辨明虚、实、表、里而早治之。所用方法可以内消，此为内托里之意。如果毒气已结者，则不需要拘泥于内消之法，应当辨脓之有无、浅深，急酌量刺之，否则将穿通脏腑，腐烂筋骨，成为危症。脓的有无与深浅，还可从脉象、热与不热、硬与软、痛与不痛等方面去诊断。如果脉紧而数，是脓未成；如果脉紧去但数，为脓已成。用手按于痈疽疮疡上，热者有脓，不热无脓。若按之牢硬，是未有脓；若按之半软半硬，则是已有脓；至大软时，方是脓成。若大按之痛者，为脓深；按之不甚痛者，为脓未成；若按之即复痛者为有脓，不复痛者为无脓。薄皮剥起，起者脓浅；皮色不变，不高阜者脓深。采取的治疗方法是，浅者宜砭，深者宜针。手足指梢及乳上如果生疮，宜等脓大软方开。麻豆后肢节有痛，只要稍觉有脓，便用决破之法治之，迟则成挛曲之疾。

（5）生肌止痛当明医理

痈疽疮疡后期涉及生肌问题，世人往往沿用龙骨、血竭等药，却忽略了肌肉由脾所主，不明白"溃后收敛迟速者，乃气血盛衰使然"的医理。设想，如果脓毒未尽，就用生肌之品，反而增加溃烂面，强壮或病轻之人会出现再度溃烂或延迟收敛。但如果是怯弱或病重之人，则必然导致毒邪内攻，溃烂不敛增多。因此，"生肌之法当先理脾胃助气血为主"。世人止痛也往往只知使用乳香、没药。其实止痛之法，当懂得"热者清之，寒者温之，实者损之，虚者补之，脓郁者开之，恶肉侵蚀者去之"的道理，则痛自止，不必囿于乳没之属。

（6）灸刺须分经络

刘河间曾说：灸刺疮疡，须分经络部分，气血多少，俞穴远近。如果疮疡是从背出者，当从太阳五穴，选用至阴、通谷、束骨、昆仑、委中。若是从鬓出者，当从少阳五穴，选用窍阴、侠溪、临泣、阳辅、阳陵泉。若从髭出者，当从阳明五穴，选用厉兑、内庭、陷谷、冲阳、解溪。若是从脑出者，则以绝骨一穴。

又有一说：痈疽初发，必先当头灸之，以开其户，次看所发分野属何经脉，即内用所属经脉之药，引经以发其表，外用所属经脉之腧穴针灸，以泄其邪，内外交治，方可尽去邪气。

6. 治疗方法

《外科理例》在书前总结的疮疡治法中，阐述了一些疮疡兼证的治法及特别治法的具体操作方法，如疮疡兼渴证的治法、隔物灸的方法和适应证、骑马灸法及适应证、酒剂的制作方法及适应证等。

（1）疮疡作渴治法

疮疡兼有渴证，可以不问肿溃，只要脉数发热而渴，即可用竹叶黄芪汤；如果脉不数，不发热，或脉数无力而渴，或口干，可用补中益气汤；若脉数便秘，用清凉饮；尺脉洪大，按之无力而渴的，即用加减八味丸，如果是治疗口燥舌黄，饮水不歇之症，此丸犹妙。

《外科精要》记载：口渴与口干不同，不宜用丹药镇坠，祸如反掌。只能以桑枝煎五味汤救阴水方可。

《外科精要》又记载：若疮作渴甚，可以急与神仙追毒丸，取下恶毒。如清膻汤、千金漏芦汤、五香连翘汤、六味车螯散、万金散，都可以选用。利后仍口渴者，可用生津补气药。津液生，气血完，则渴自止。

痈疽发渴是气血两虚，可以用人参、黄芪补气，用当归、熟地黄以养血，还可用忍冬丸、黄芪六一汤。

（2）论瘘治法

各种疮患日久往往成瘘，常有脓水不绝，其脓不臭，内无歹肉，须先服参、芪、归、术、芎大剂，托里为主，或服以丸；尤宜用附子浸透，切作片，厚度大约二三分，放在疮上，用艾灸之。同时，仍然服前托里之药，隔三日再灸，不到五七次，肌肉自长满。

如果有脓水恶物渐溃根深的情况，用面、硫黄、大蒜三物同在一起捣烂，视疮面大小，将三药物捻作饼子，厚度约三分，安在疮上，用艾炷灸二十一壮，一壮一易，后隔四五日，用翠霞锭子和信效锭子互用，捻入疮内，则歹肉尽去，好肉长平，然后贴收敛之药，内服应病之剂，稍做调理则愈。

（3）附子饼、豆豉饼灸法

将附子为末，唾津和为饼，如三钱厚，安在疮上，以艾炷灸之。漏大炷大，漏小炷小，但灸令微热，不可令痛，干则易之。如果困则止，来日如前再灸，直至肉平为效，仍用前补药作膏贴。豆豉饼专治发背已溃未溃。用江西淡豆豉为末，唾津作饼，置患处灸之，饼干再用唾津和之。疮大用水和，捣成硬泥，依疮大小作饼子，厚度约三分。如已有疮孔，勿覆孔上，四布豉饼，列艾其上灸之，使微热，勿令破肉，如果因热疼痛则急易之，日灸二度。先有疮孔者，孔出汁即愈。

（4）隔蒜灸法

隔蒜灸法，《医垒元戎》中云：疮疡自外而入者不宜灸，自内而出者宜灸。外入者托之而不内，内出者接之而令外。正如经云：陷者灸之。朱丹溪曰：痈疽之发，或因内有积热，或因外寒而郁内热。若于始发之际，外灸以散其毒，治之早，亦可移重就轻，转深于浅。李东垣曰：初觉发背，欲结未结，赤热肿痛，先以湿纸覆其上，立视纸先干处，即痈头也。取蒜切片如三钱厚，安头上，用大艾炷灸之，三壮换一蒜片，痛者灸至不痛，不痛者灸至痛，早觉早灸为上。一日三日，十灸十活，三日四日六七活，五六日三四活，过十数日不可灸。若有十数头作一处者，用蒜研成膏，作薄饼铺头上，聚艾烧之，亦能活也。若初发赤肿，中间有一黄粟米头，便用独蒜切去两头，取中间，片厚薄，安头上，著艾灸十四壮，多至四十九壮。

（5）骑竹马灸法

朱丹溪曰：诸项灸法皆好，惟骑马灸法尤为切要，此消患于未形也。具体做法：先令病人以肘凭几，竖臂腕，腰直，用篾一条自臂腕中曲纹尽处，男左女右，贴肉量起，直至中指尖尽处为则，不量指甲。却用竹杠一条，令病人脱衣骑定，令身正直，前后二人扛起，令脚不着地，又令二人扶定，勿令僵仆，却将所量臂腕，篾从竹杠坐处尾骶骨尽处，直竖竹上贴脊背，量至篾尽为则，用墨点。此只是取中，非灸穴也。另用薄篾，量病人中指节，相去两横为则，男左女右，截为一则，就前所点记处两边，各量开尽处，即是灸穴，两穴各灸五壮或七壮，不可多灸。不问痈在何处及乳痈，并用此法灸之，无不愈者。又有一种说法：疽发于左，灸左；发于右，灸右；甚则左右皆灸。盖此二穴，心脉所过处。经曰：诸痛痒疮疡，皆属心火。又云：心主血，心气滞则血不行，故逆于肉理而生痈。灸此穴使心火调畅，血脉流通，即能奏效，起死回生。

（6）金银花酒治法

金银花，生取藤叶一把，瓷器内烂研，入白酒少许，调和稀稠得宜，涂敷四周，中心留口以泄毒气。又法：取藤五两，木杵槌碎，生甘草节一两，二味以水二碗，用砂瓶文武火煎至一碗，入无灰酒一碗，再熬十数沸，去柤，分温三服，柤敷患处，一日夜吃尽，病势重，日夜两剂，服至大小便通利，表明药力到了。或用干者，终不及生者力大效速。或只用藤五六两，捣烂入热酒一盏，绞取汁，酒温服，柤罨患处，四五服而平。此藤延蔓附树，或园圃墙垣之上，藤方而紫，叶似薜荔而青，三月间花微香，蒂带黄色，花初开色白，经一二日色黄，故又名金银花，又名鹭鸶藤，又名金钗股，又名老翁须。因藤左缠，又名左缠；凌冬不凋，又名忍冬。在处有之。治痈疽发背乳痈，初发便当服此，不问疽何处，皆有奇效，兼麦饭石膏、神异膏贴之，尤其有效。

（7）槐花酒治法

槐花酒，槐花四五两，炒微黄，乘热入酒二盅，煎十余滚，去渣热服。未成者两三服，已成者一二服……大抵肿毒，非用蒜灸及饮槐花酒先去其毒，虽服托里诸药，其效未必甚速。槐花治湿热之功最为神速，但胃寒人不宜过剂。

7. 剂型

全书附方总计265首，除去"隔蒜灸法""刺少商穴法""豆豉饼（灸法）""香附饼（热熨法）""木香饼（热熨法）""附子饼（灸法）"和"砭法"等7种治法外，其余258首均为内服和外用剂。内服剂型包括汤剂、丸剂、散剂、丹剂和酒剂，外用包括膏剂、锭剂、散剂（饼剂）和酒剂。其中汤剂117首，占剂型的45.35%；散剂70首，占27.13%；丸剂42首，占16.28%；膏剂12首，占4.65%；丹剂9首，占3.49%；酒剂4首，占1.55%；锭剂4首，占1.55%。

从以上对全书所附方剂（治法）的归纳统计可以看出，古人在治疗外科疾病方面注重内在扶正与祛邪，内服药物占绝大多数，兼用一些外治方法。正如汪机在其序中所言"外科必本于内……有诸中，然后形诸外"的指导思想。剂型的不同只是医家据辨证所得外科疾病的轻重缓急所采用的治疗方法，充分体现了古代医家的临证智慧，在当今外科疾病的中医治疗方面仍然具有重要的借鉴与应用意义，值得引起现代中医医家的重视。

8. 预后

痈疽（疮疡）虽为外科疾患，但是会因所生部位不同、证候表现轻重不同等出现不同的预后。在该书卷一中即对痈疽（疮疡）不同部位、不同证候表现进行了善恶生死的预后判断，这对痈疽（疮疡）临证诊断治疗具有指导性意义。

（1）7种凶险证候

一是"烦躁时咳，腹痛渴甚，或泻利无度，或小便如淋"；二是"脓血既泄，肿焮尤甚，脓色败臭，痛不可近"；三是"目视不正，黑睛紧小，白睛青赤，瞳子上看"；四是"喘粗短气，恍惚嗜卧"；五是"肩背不便，四肢沉重"；六是"不能下食，服药而呕，食不知味"；七是"声嘶色败，唇鼻青赤，面目四肢浮肿"。

（2）5种异常证候

一是"白睛青黑眼小"；二是"服药而呕"；三是"腹痛渴甚"；四是"肩项中不便"；五是"声嘶色脱"。汪氏加按：已上不治，皆五脏气已绝。指明所有恶疮若出现上述几种证候均是凶险之象，预后不好。

（3）5种预后良好的证候

一是"动息自宁，饮食知味"；二是"便利调匀"；三是"脓溃肿消，水鲜不臭"；四是"神彩精明，语声清亮"；五是"体气平和"。

该书不仅列出上述痈疽（疮疡）善恶预后的大体证候，还对善恶证候在临床上的具体情况进行了细致的剖析，说明即使有恶证，但也有例外。如即使"证合七恶"，但若见"皮急紧"者，预后也可为良；即使"证合五善"，但若见"皮缓虚"者，预后也可为恶。若在"五善之中，乍见一二善证，疮亦回也"；若在"七恶之内，忽见一二恶证，宜深惧之"。总体来说，若"虚中见恶证者，不可治"；若"实证无恶候者，自愈"；若"脓溃后尚烦疼，脉洪滑粗散者，难治"；若脉"微涩迟缓者，易愈"。提示临证之时需要医家结合病家的正气虚实、证候虚实来仔细辨证甄别，不要机械地遵从七恶五逆五善。

除了上述根据痈疽（疮疡）大体的证候表现断定预后以外，该书还根据痈疽（疮疡）所生的特殊部位判断预后。

（4）指出有9处所生痈疽（疮疡）者死亡率较高

一是"伏兔（穴名）"处，二是"腓腨（小腿肚）"，三是"背"，四是"五脏俞"，五是"项"，六是"脑"，七是"髭（口上须）"，八是"鬓（同"鬓"）"，九是"颐（下巴）"。

（5）指出身体背部、正面和侧面等部位所患痈疽的不良预后

背部有9处："入发际（玉枕）"之处，也称"舌本"；"颈项节"；"椎（崇骨）"；"大椎（五脏关联）"；"脊骨两边（肺俞穴）"；"夹脊两边（脾俞、肝俞）"；"脊骨两边（肾俞二穴）"；"后心（鸠尾）"；"鸠尾骨穴"。

正面有5处："喉骨为垂膺"；"当胸为神舍"；"心鸠尾"；"当两乳穴"；"脐下二寸为肠屈间"。

侧面有3处："耳下近耳后牙车尖央陷中"；"当膊下一穴为肩骨"；"承山上三寸一穴腨肠"。

这里列出一些特殊部位，提示人们要特别注意这些部位罹患痈疽往往较为凶险，预后较差。

（6）明确痈疽（疮疡）发生难治或死亡的11种情况

①难治

"脑上诸阳所会穴，则髓出"。

"颈项近咽喉，一有所碍，药食莫进"。

"肾俞与肾相抵，乃命之所系穴，则透空"。

②不治

"发背透膜者不可治"。

"未溃肉陷，面青唇黑，便瘀者死"。

"右颐后一寸三分，毒锐者不治"。

"溃喉者不治"。

"阴入腹者不治"。

"入囊者死"。

"鬓深及寸余者不治"。

"病疮，腰背强急瘛疭者，皆不治"。

（7）鉴别左右搭、腰疽、发背及治疗难易

"左右搭"是指"疽发背上，以两手上搭着者"，痈疽上若"头多如蜂巢者，易治"；"腰疽"是指"以两手下搭着者"，易治；"发背"是指"以两手上下俱搭不着者"，"此证最重"。由于背部"皆脉络所会，内系脏腑"，若病人初患即能告知医生，并及早得到正确诊治，则预后良好，否则多会出现凶险之候。

（8）以面目色判定预后

"目色"，"目中赤脉，从上下贯瞳仁，一脉一年死，二脉二年死。若脉下者，疗之差"。汪机按曰：赤脉属火，瞳仁属水，赤脉贯瞳，火反乘水，多危症。

"面色"，"面上忽多赤，贯上下，如脂赤色，从额上下至鼻；黑色出额上，大如指，反连鼻上至肩，又有赤色垂，并为死候"。汪机按曰：面属阳，阳部赤色，阳胜阴数；额上黑色，阳微阴胜，故多危。

（四）案例解析

1. 杨梅疮（梅毒病）治疗经验

《外科理例·卷七·杨梅疮一百三十一》及《石山医案·卷之中·杨梅疮》中均载有"杨梅疮"的治疗案例。经对比，《外科理例》中"杨梅疮"篇中的案例均取自薛己的《外科发挥》和《外科心法》。至于《石山医案》中的"杨梅疮"案例，除3例为上述两书所载外，其余没有查得可作依据的其他文献，这里姑且作为汪机自己诊治"杨梅疮"的案例。从中可以看出明代初中期医家对杨梅疮（梅毒病）的认识及诊治方面的成就。

（1）症状繁杂，诊断正确

西医学认为，杨梅疮（梅毒）是由梅毒螺旋体通过湿润黏膜接触传染，

进入人体。初期（3～4周）：梅毒在螺旋体入口处出现原发病灶，称为下疳，下疳在几周内自行愈合。二期（1～2年）：梅毒不仅侵犯皮肤和黏膜，还常引起骨膜炎、全身淋巴结肿大，甚至导致虹膜炎、扁桃体炎、喉炎、全心炎等。三期（4～5年）：梅毒进入循环系统与神经系统，发生少数或孤独的破坏性损害，如树胶肿。

由于梅毒初期原发病灶"茎头发为奸疮，久而毒热不解，复于两腿厥阴经分生恶疮，以其疮状类杨梅，故俗名为杨梅疮，亦有如豌豆者，以其有毒有微甚也"。早期症状典型，所以临床上比较容易诊断。但是当一期症状消失后，常进入二期、三期，累及全身器官与组织，可延数年不愈。有些杨梅疮日久溃烂，不见原状，往往不易辨认。但该书能够透过二期、三期的并发症做出诊断，并对并发症记载颇详，如"脚拘手挛，指节肿，额前神庭下肿如鸡卵大"，这就是二期梅毒的结节性皮疮并发长骨骨膜炎。再如记载腿肿一块或背肿一块、腐烂二寸许等，都是梅毒愈合后的并发症状。此外，书中还记载了上腭树胶肿、鼻树胶肿等，如"上腭溃烂与鼻通，臂腿数枚，其状如桃大，年余敛"。

案例

一人年三十余，因患此疮，服轻粉，致右腹肋下常有痞块，右眼黑珠时有丁子，努出如雀屎许，间或又消，身有数疮未痊。一医为治疮毒而用硝黄，一医为治痞块而用攻克，一医为治眼丁而用寒凉。诸症不减，反加腹痛肠鸣，大便滑泄，胸膈壅闷，不思饮食，嗳气吐沫，身热怠倦，夜卧不安。季冬请予往诊视，脉皆浮濡近驶。

曰：误于药也。前药多系毒剂，胃中何堪物耶？遂令弃去。更用人参四钱，黄芪二钱，白术三钱，茯苓、炒芍药各一钱，陈皮、神曲、升麻各七分，甘草、肉豆蔻各五分，煎服五帖，为泄痛定。减去升麻，又服五帖，膈宽食进。减去豆蔻，再服五帖，诸症皆除。月余痞块亦散，眼丁亦消。

《石山医案·卷之中·杨梅疮》

这是一个三期梅毒病人，并发肝脏肿大或结节性梅毒皮疮及虹膜炎等。诸医不识，汪机能从身有数疮未愈及其并发症做出正确诊断，其水平确实令人叹服。

（2）病理分析，突出痰火

在汪机生活的年代，已经认识到梅毒有因性交传染和非性交传染两种方式。性交传染主要是不洁所致。其曰："又问此疮从何而生？予曰：肝属风而急暴，肾属水而主液，为相火所寄。淫夫淫妇，扰动厥阴之火，泄其肾水，即无水制火之冲逆而反以为相火之助，经曰'火自水中起'是也，故肾之液，皆被郁成痰，浊痰瘀血流注茎头，发为奸疮，久而毒热不解，复于两腿厥阴经分生恶疮……旬日之间遍体者，以厥阴属风而急暴，又得相火以为之助，其发之暴且速也。"当时无法认识该病是由螺旋体传染所致，但已观察到此病的高发病率集中在那些具有不洁性交的"淫夫淫妇"人群，并以中医当时的知识来认识该病发生的病因病机。汪氏以丹溪之说，强调淫欲所惑，以致相火妄动，煎熬津液，致浊痰流注，发为疮肿溃烂，脓血淋沥。又因厥阴为之所动，肝风善动不居，故此病发展迅速，旬日遍及全身各部。

非性交传染者，"又问：何能相染也？予曰：其人内则有湿热，外则表虚腠疏，或与同厕而为秽气所蒸，或与共床而为疮汁所渍，邪气乘虚而入，故亦染生此疮。经曰'邪之所凑，其气必虚'是也。"初期和二期梅毒病人可以经过非性交传染此病，这一点在当时已经有所认识。汪机同时还认识到人体自身的身体素质和抵抗力是是否感染此病的重要保证，即"亦有同厕、共床而不染者，内无湿热之积，外无表虚腠疏之患，是以邪不能入而疮不染矣"。西医学认为，梅毒，特别是复发性梅毒，与人体的免疫力有很大的关系。梅毒无论男女老幼皆可染病，尤其是小儿，体弱易染。

（3）临床治疗，注重固补

汪机同时代的医家认为，梅毒一病为内有湿热，外为邪气所凑，因而即便病变早期，也多内外气血充实，湿热痰火为患，最宜用防风通圣散。方用川芎、当归、芍药等四物汤之药加辛甘之品，主张治疗梅毒病初期兼固气血，而不以寒苦之剂为先。在《外科理例·卷二·论防风通圣散六十七》篇中曰："此表里气血药也，治一切风毒积热疮肿，脉候弦洪实数浮紧，气血盛实者不可缺此。"又引朱丹溪言曰："秘传是方加人参、黄芪、苍术、赤茯苓、金银花，名消肿托里散。虽以参芪为主，复云人参无亦可，则又不能无，疑而难用也。且临床加减须较表里，如表证多者当从此方，以辛甘为主散之，里证多者须当从变。"在汪氏治疗梅毒病的案例中可以看出，其主张以防风通圣散为主要方剂。凡初起表证存在者宜用荆防败毒散，辛温解表。一般杨梅疮病人多寒热作渴、便秘、两手脉实，表明表里实证已成，宜用防风通圣散。如进一步发展，出现大便泄滑、不思饮食，用消肿托里散或四物汤等方加减，以参、芪、芍、地等品固补元气，调理气血。若疮溃脓过多，以致血流衰少，筋失所养，脚拘筋挛，宜以十全汤、八珍散固补气血。可见，即使是像梅毒这样的传染病，在出现气血衰少，正气不足时，汪机仍然坚持使用补益气血的甘温之品而不是一味使用苦寒之药，体现古人注重固护机体正气的治疗思想。

案例

一妇患之皆愈，惟两腿、两臁各烂一块如掌，兼筋挛骨痛，三载不愈，诸药不应，日晡热甚，饮食少思。以萆薢汤兼逍遥散，倍用白术、茯苓散剂。热止食进，贴神异膏，更服八珍汤加牛膝、杜仲、木瓜，三十余剂而痊。

《外科理例·卷七·杨梅疮一百三十一》

这是一个三期梅毒病人，因患树胶肿、骨炎而出现两腿、两肩各烂一块如掌，筋挛骨痛，兼有日晡热甚的症状，为湿热炽盛，以萆薢汤清湿热，后期用八珍之品补益气血。

（4）确立辨证施治原则

《外科理例》中，在有关杨梅疮（梅毒病）的辨证施治方面制定了较为完整的原则。如"湿胜者宜先导湿；表实者宜先解表；里实者宜先疏里；表里俱实者解表攻里；表虚者补气；里虚者补血；表里俱虚者补气血"。并列出相应的治疗方剂。"若表实者以荆防败毒散；里实者以内疏黄连汤；表里俱虚者防风通圣散；气虚者四君子；血虚者四物仍加兼症之药并愈"。还以内服仙方活命饮、龙胆泻肝汤、小柴胡汤、逍遥散、导水丸、芦荟丸、萆薢汤等主治厥阴肝经之郁积湿热。除此之外，还有外用药如神异膏、中和膏、金银花散，以及外治法如蒜灸、豆豉灸、蒜捣烂涂患处等。

（5）善于收集与运用民间单验方

书中还记载了一些收集于民间的行之有效的单验方，体现了中医药的简便廉验特色。如用胆矾碾末并水银各三钱五分，入香油、津唾各少许，和匀，坐无风处取药涂两脚心及两手心，反复摩擦，良久再涂再摩，至药尽，即卧汗出或大便后去垢，吐秽涎，连续三日，并煎防风通圣散洗澡，更服内疏黄连汤、败毒汤，愈后服萆薢汤等之类，不论新旧梅毒皆可治。再如用马鞭草煎洗，或用萆薢随症加入他药治疗，均有效果。

2. 肺痈肺痿治疗内容

《外科理例·卷七·肺痈肺痿一百三十四》中，有如下记载。

（1）证候表现

肺痈：口干喘满，咽燥而渴甚者，四肢微肿，咳唾脓血，或腥臭浊味，胸中隐隐微痛，寸口脉数而实。

肺痿：久嗽不已，汗出过度，重亡津液，便如烂瓜，下如豕脂，小便数而不渴，寸口脉数而虚。

（2）鉴别肺痈脓成未成

脉若微紧而数者，未有脓；紧甚而数者，已有脓。脉紧数为脓未成，紧去而数为脓已成。

（3）治则

喘嗽气急胸满者，表散之。

咳嗽发热者，和解之。

咳而胸膈隐痛，唾痰臭者，宜排脓。

喘急恍惚，疾盛者，宜平肺。

咳脓脉短者，宜补之。

（4）预后

肺痿：渴者自愈，欲饮者差，此由多唾涎沫而无脓。

肺痈：候始萌则可救，脓成则多死。呕脓不止者，难治，久久如粳米粥者，亦难治。脓自止者，自愈；其脉短而涩者，自痊；浮大者难治。面色常白反赤者，此火克金，皆不可治。肺痈已破，入风者不治。

（5）典型案例

案例 1

一人患肺痿，咳嗽喘急，吐痰腥臭，胸满咽干，脉洪数。用人参平肺散六剂及饮童便，诸症悉退，更以紫菀茸汤而愈。童便虽云专治火虚，常治疮疡肿焮疼痛，发热作渴及肺痿肺痈，发热口渴者尤效。

《外科理例·卷七·肺痈肺痿一百三十四》

案例 2

一人春间咳嗽，唾脓腥秽，胸满气促，皮肤不泽，项强脉数。此肺痈也。盖肺系在项，肺伤则系伤，故牵引不能转侧；肺主皮毛，为气之本，肺伤不能摄气，故胁胀气促而皮肤纵。东垣云：肺疮脉微紧而数者，未成脓，紧甚而数者，已成脓。其脉紧数，脓为已成，以参、芪、归、芎、白芷、贝母、知母、桔梗、防风、甘草、麦门、瓜蒌仁，兼以蜡矾丸及太乙膏，脓尽脉涩而愈。至冬脉复数。经曰：饮食劳倦伤脾，脾伤不能主肺；

形寒饮冷伤肺，肺伤不能主肾，肾水不足则心火炽盛，故脉洪数。经曰：冬见心而莫治，果殁火旺之月。

《外科理例·卷七·肺痈肺痿一百三十四》

案例 3

一人面白神劳，咳而胸膈隐痛，其脉滑数。予以为肺痈，欲用桔梗汤。不信，乃服表药，致咳嗽愈甚，唾痰腥臭始悟。乃服前汤四剂，咳嗽少止，又以四顺散四剂而脉静，更以托里药数剂而愈。

大抵劳伤血气，则腠理不密，风邪乘肺，风热相搏，蕴结不散，必致喘嗽；误汗下过度，则津液重亡，遂成斯症。若寸脉数而虚者为肺痿，数而实者为肺痈。脉微紧而数者未有脓，紧甚而数者已成脓。唾脓自止者，脉短而面白者，易治；脓不止，脉洪大而面色赤者，不治。使其治早可救，脓成则无及矣。《金匮方论》：热在上焦者，因咳为肺痿，得之或从汗出，或从呕吐，或从渴消，小便不利，或从便难，又被下药快利，重亡津液，故寸口脉数，其人燥咳，胸中隐隐而痛，脉反滑数，此为肺痈。咳唾脓血，其脉数虚者为肺痿，实者为肺痈。

《外科理例·卷七·肺痈肺痿一百三十四》

案例 4

一人年前病肺痈，后又患咳嗽，头眩唾沫，饮食少思，小便频数，服解散化痰药不应，诊之脾肺二脉虚甚。予谓眩晕唾涎，属脾气不能上升；小便无度，乃肺气不得下制。内未成痈，宜投以加味理中汤，四剂诸症已退大半，更用钟乳粉汤而安。

河间曰：肺痿属热，如咳久肺痿，声哑声嘶，咯血，此属阴虚热甚然也。《本论》治肺痿，吐涎沫而不咳者，其人不渴，必遗尿，小便数，以上虚不能制下故也。此为肺中冷，必眩，多痰唾，用炙甘草、干姜。此属寒也。肺痿，涎唾多，心中温液。温液者，用炙甘草汤。此补虚劳也，与补阴大热不同，是皆宜分治。故肺痿又有寒热之异。

《外科理例·卷七·肺痈肺痿一百三十四》

3. 瘰疬治疗

《外科理例·卷三·瘰疬一百零一》有如下记载。

（1）确定瘰疬内涵

瘰疬者，结核是也。有的在耳后、耳前，有的在耳下，连及颐颔，有的在项下，连缺盆，都可称之为瘰疬。

如果在胸及胸之侧，或在两胁，皆谓之马刀，是手足少阳经主之。

（2）病因病机

大抵食物之厚，郁气之积，曰毒，曰风，曰热。皆此三端，拓引变换，须分虚实。

（3）治疗原则

肿痛脉浮数者，祛风清热。

脉涩者，补血为主。

脉弱者，补气为主。

肿硬不溃者，补血气为主。

抑郁所致者，解郁结，调气血。

溃后不敛者，属气血俱虚，宜大补。

虚劳所致者，补之。

因有核而不敛者，腐而补之。

脉实而不敛，或不消者，下之。

（4）治疗预后

实者易治，虚者可虑，以其属胆经，主决断，有相火，且气多血少。妇人见此，若月经不调，寒热变生，稍久转为潮热，危矣。自非断欲，神仙不治也。

（5）主治方剂、方解及化裁

①救苦化坚汤：瘰疬、马刀、挟瘿症状表现，如果是从耳下或耳后，下颈至肩，或入缺盆，是手足少阳经分；如果在其颏下或颊车，是足阳明经分。为受心脾之邪而作，宜将二证合而治之。

组成及方解：升麻一钱，葛根半钱，真漏芦（三味药都是足阳明本经药），连翘一钱（能散诸血结气聚，是疮之神药，十二经疮药均用之），归身三分，熟芐（熟地黄）二分，牡丹皮三分（三味药的作用是去肠胃中留血滞血，是诸经中和血、生血、凉血之品），黄芪一钱（能枯皮毛，实腠理，补表之元气，反活血脉，生血，亦疮家圣药），白芍药三分（味酸，气寒，补中益肺。因气散而不收，故用酸寒以收散气，腹痛者必用。夏月倍之，冬寒下用酸寒故也。又治腹中不和），肉桂三分（大辛热，能散结积，疮证属阳，须少用之，寒因热用也。又寒覆其疮，以大辛热消浮冻之气。或躁烦者去之），麦芽一钱（治腹中缩急，兼能消食补胃），柴胡八分，说同连翘。鼠粘子当肿不用。若当马刀、挟瘿不在少阳经矣，去此二味。羌活一钱，独活半钱，防风半钱（三味乃手足太阳经药。脊痛项强，不可回顾，腰似折，项似拔者用之，或只用防风一味亦可。疮在膈以上，虽为手足太阳经证，亦当用之，为能散结。去上部风病。身拘急者，风也，诸疮见此症亦用），曲末炒黄二分（为消化食），昆布二分（味大咸酸，能软坚。疮坚硬者用之），黄连去毛三分（治烦闷），广茂（莪术，煨）三分，三棱二分，煨（坚者削之，疮坚硬甚者用之，不甚勿用），人参三分（补肺气。如气短气喘气不调加之），厚朴（姜制）一钱二分，腹时见胀加之，益智仁二分（唾多者胃不和也，或吐沫吐食，胃上寒者加之），黄柏炒，三分（有热或脚膝无力，加之；或躁烦欲去衣者，肾中伏火者，亦加之），甘草（炙）五分，或二分（调中益胃，泻火，和诸药，分两不定者。疮宜泻营气，而甘入脾胃，生湿助疮邪故也）。

制法服法：上为细末，汤浸蒸饼，和做饼子，日干，捣如米粒，每服二钱或三钱，白汤下。量病人虚实，无令药多，妨其饮食。此治之大法也。

化裁加减：如在少阳经分，为马刀、挟瘿者，去独活、漏芦、升麻、葛根，加瞿麦三分；气不顺加橘皮，甚者加木香少许。人素气弱，若病来气盛不短促者，不可拘其平素，只作气盛治之，而从病变之权。邪在上焦加黄芩一半酒制，一半生用；在中焦加黄连一半酒制，一半生用；在下焦加黄柏、知母、防己，皆酒制选用之。

如血燥不行，加桃仁、酒大黄；如风结燥不行，加麻仁、大黄；风湿不行，加煨皂角仁、秦艽、大黄；如脉涩，觉身气滞不行，以局方半硫丸，或加附子、干姜，冰冷与之。

大抵诸病素气弱者，当去苦寒之药，多加参、芪、甘草之类，泻火而补元气，少佐寒凉可也。

②散肿溃坚汤：治马刀坚硬如石，在耳下至缺盆，或肩上，或胁下，皆手足少阳经分；或颏，或颊车，坚硬如石，在足阳明经分；或二经疮已破，流脓，并皆治之。

组成：柴胡四钱，升麻三钱，甘草炙、归尾、葛根、白芍各二钱，黄连一钱，三棱酒制微炒、连翘各三钱，昆布去土、知母酒制、黄柏酒制、土瓜根切碎酒制、草龙胆酒制炒四次、桔梗各半两，黄芩八钱，酒制一半，生用一半，广茂酒制，微炒。

制法服法：上锉，每服五钱或七钱，水二盏八分，浸大半日，煎至一盏，热服。卧宜去枕，头低脚高。每噙一口，作十次咽，留一口送下后项丸药。服毕，卧如常，取药在膈上停留故也。若能食，粪硬者，旋加作七八钱，止可秤半料作末，炼蜜丸如绿豆大，每服百丸或二百丸，此制之缓也（一方：海藻，昆布，二味洗净，焙干为末，何首乌，木臼捣末，皂角刺，炒黄色，公蛇退一条，树上墙上者是。上五味为末，用猪项下刀口肉，烧熟蘸药末吃，食后向患处一边侧卧一伏时，每核上灸七壮，烟从口中出为度，脓尽即安）。

③连翘散坚汤：治耳下或肩上及缺盆疮硬如石，动之无根，或生两胁，或已脓流，作疮未破，此手足少阳经分也。

组成：柴胡一两二钱，归尾酒制、黄芩生、广茂酒炒、三棱酒炒、连翘、芍药各半两，黄连酒炒二次、苍术各二钱，土瓜根一两酒炒，草龙胆一两酒制四次，黄芩酒炒二次七钱，甘草三钱炙。

制法服法：上秤一半蜜丸，一半锉，煎如前法，服。

④柴胡连翘汤：治男女马刀疮。

组成：黄芩炒、知母酒制、连翘、柴胡各半两，中桂三分，甘草炙、黄柏酒制、生芐各三钱，归尾钱半，瞿麦穗六钱，鼠粘子二钱。

制法服法：锉如麻豆，每服五钱或三钱，水二盏，煎一盏，食后稍热时服之。

⑤柴胡通经汤：治小儿项侧有疮，坚而不溃，名曰马刀。

组成：柴胡、归尾、桔梗、甘草生、连翘、三棱、鼠粘子、黄芩各二分，红花少许，黄连五分。

制法服法：锉作一服，水二大盏，煎一盏，食后稍热服。忌苦药泄大便。

4. 疔疮治疗

《外科理例·卷四·疔疮一百零九》中有如下记载。

（1）证候表现

初生头凹肿痛，青黄赤黑，无复定色，便令烦躁闷乱，或憎寒头痛，或呕吐心逆。

（2）病因病机

本病多因肥甘过度，不慎房酒，以致邪毒蓄结，遂生疔疮。亦有人汗滴入食肉而生，亦有误食死牛马而生。

（3）治疗原则

脉浮数者，散之。

脉沉实者，下之。

表里俱实者，解表攻里。

麻木大痛或不痛者并灸之，更兼攻毒。

（4）治法

急于艾炷灸之。若不觉痛，针疮四边，皆令血出，以回疮锭子从疮孔纴之，贴以膏药，仍服五香连翘汤、漏芦汤等疏下之为效。若针之不痛无血者，以猛火烧铁针通赤，于疮上烙之，令如焦炭，取痛为效。亦纴前锭子贴以膏药，经一二日脓溃根出，服托里汤散，依常疗之。

（5）典型案例

案例 1

一人脚面生疔，形虽如粟，其毒甚大，宜峻利之药攻之。因其怯弱，以隔蒜灸五十余壮，痒止再灸，片时知痛，更贴膏药，再以人参败毒散一服渐愈。至阴之下，道远位僻，药力难达，若用峻剂，则药力未到，胃气先伤，不如灸之为宜。

《外科理例·卷四·疔疮一百零九》

案例 2

一妇六十，右耳下天容穴间一疔，其头黑靥，四边泡起，黄水时流，浑身麻木，发热谵语，时时昏沉，六脉浮洪。用乌金散汗之，就用钑针刺，疮心不痛，周遭再刺十余下，紫黑血出，方知疼痛，即将寸金锭子纴入疮内，外用提疔锭子放疮上，膏日贴护。次日汗后，精神微爽，却用破棺丹下之，病即定。其疔溃动后，用守效散贴涂，红玉锭子纴之，八日疔出。
兹所谓审脉症汗下之间，外治次第如此殊胜。不察脉症，但见发热谵语，
便投下药，或兼香窜之药，遂致误人远矣。

世人多云，是疮不是疮，且服五香连翘汤。然或中或否，致误者多。
盖不审形气虚实，疮毒浅深，发表攻里，所因不同故也。此既善于驱逐，
又以五般香窜佐之，与漏芦汤相同，大黄为佐。大黄入阳明、太阳，性走
不守，泄诸实热，以其峻捷，故号将军。虽各有参、芪、漏芦、甘草之补
药，宁免驱逐之祸乎？

《外科理例·卷四·疔疮一百零九》

案例 3

一老妇足大指患疔甚痛，令灸之，彼不从，专服败毒药，致真气虚而
邪气愈实，竟不救。

盖败毒药须能表散疮毒，然而感有表里，所发有轻重，体段有上下，
所禀有虚实，岂可一概而用之耶？且至阴之下，药力难到，专假药力则缓
不及事，不若灸之为速。故下部患疮，皆宜隔蒜灸之。不痛者宜明灸之，
及针疔四畔去恶血，以夺命丹一粒入疮头孔内，仍以膏药贴之。若患在手
足，红系攻心腹者，就于系尽处刺去恶血，宜服荆防败毒散。若系近心腹
者，宜挑破疮头去恶水，亦以膏药贴之。如麻木者服夺命丹，如牙关紧急，
或喉内患者，并宜噙一二丸。

疔疮，丹溪用磁石为末，苦酒和封之，根即出。

又方，巴豆十粒，半夏一大颗，附子半个，蜣螂一枚，各为末，用麝
香和，看疮大小，以纸绳子围疮口，以药泥上，用帛贴付，时换新药，以
差为度。活人甚多。

《外科理例·卷四·疔疮一百零九》

5. 背疽治疗

《外科理例·卷五·背疽一百一十六》中有如下记载。

（1）证候表现、治法及方药

燃痛，或不痛，及麻木者，邪气盛也，隔蒜灸之。痛者灸至不痛，不痛者灸至痛，毒随火而散。再不痛者，须明灸（不隔蒜灸）之，或用黄连解毒散之类。

右关脉弱而肌肉迟生者，宜健脾胃。

头痛拘急乃表证，先服人参败毒散一二剂；如燃痛，用金银花散或槐花酒、神效托里散。

燃痛肿硬，脉实者，以清凉饮、仙方活命饮、苦参丸。

肿硬木闷，疼痛发热，烦躁饮冷，便秘脉沉实者，内疏黄连汤，或清凉饮；大便已利，欲得作脓，用仙方活命饮、托里散、蜡矾丸，外用神异膏。

饮食少思，或不甘美，用六君子汤加藿香，连进三五剂，更用雄黄解毒散洗患处，每日用乌金膏涂疮口处。候有疮口，即用纸作捻，蘸乌金膏纴入疮内。若有脓为脂膜间隔不出而作胀痛者，宜用针引之，腐肉堵塞者去之。若瘀肉腐动，用猪蹄汤洗。如脓稠或痛，饮食如常，瘀肉自腐，用消毒与托里药相兼服之，仍用前二膏涂贴。若腐肉已离好肉，宜速去之。如脓不稠不稀，微有疼痛，饮食不甘，瘀肉不腐，或脓清稀，不燃痛者，急服大补之剂，亦用桑柴灸之，以补接阳气，解散郁毒。

大抵气血壮实，或毒轻少者，可假药力，或自腐溃。怯弱之人，热毒中膈，内外不通，不行针灸，药无全功。然此症若脓已成，宜急开之，否则重者溃通脏腑，腐烂筋骨，轻者延溃良肉，难于收功，因而不敛者多矣。

（2）典型案例

案例1

一县尹发背六七日，满背肿痛，势甚危，隔蒜灸百壮，饮槐花酒二碗即睡觉，用托里药消毒十去五六，令将桑柴燃患处而溃，数日而愈。

《外科理例·卷五·背疽一百一十六》

案例 2

一园丁发背甚危，取金银藤五六两捣烂，入热酒一盏，绞取汁，温服，相罨患处，四五服而平。彼用此药治疮，足以养身成家，遂弃园业。盖金银花治疮，未成即散，已成即溃，有回生之力。

《外科理例·卷五·背疽一百一十六》

案例 3

一老人七十余，背疽径尺余，杂服五香汤、十宣散数十帖，脓血腥秽，呕逆不食，旬余病人自言服十宣散膈中不安，且素有淋病三十年，今苦淋痛，呕逆，及不得睡而已。急煎参芪归术膏，以牛膝汤入竹沥调化与之。三日尽药斤半，淋止思食，七日尽药四斤，脓自涌出，得睡，兼旬而安，时六七月也。

一人年六十余，好酒肉，背疽见脓，呕逆发热，得十宣已多，医以呕逆，投嘉禾散加丁香，时七月大热，脉洪数有力。予曰：脉症在溃疡尤忌，然形气尚可为，只与独参汤加竹沥，尽药十五六斤，竹百余竿而安。予曰：此幸耳。不薄味，必再发。后因夏月醉坐池中，左胁傍生软块如饼，二年后溃为疽，自见脉症如前，仍服参膏竹沥而安。

二人年老血气弱，无以供给脓血，胃虚而呕，若与十宣，宁保无危？

机按：后条乃膏粱积热之变，宜用寒凉之剂，兹用骤补，盖以年老溃疡故也。

《外科理例·卷五·背疽一百一十六》

案例 4

一妇年逾四十发背，治以托里药而溃，或呕而疮痛，胃脉弦紧，彼为余毒内攻。东垣云：溃后发呕不食者，湿气侵内也。又云：脓出反痛，虚也。今胃脉弦紧，木乘土位，其虚明矣。用六君子加酒炒芍药、砂仁、藿香。彼自服护心散，呕愈盛。复邀治，仍用前药，更以补气血药，两月而愈。

《外科理例·卷五·背疽一百一十六》

案例 5

一人年逾四十，发背五日不起，肉色不变，脉弱少食，大便不实。予谓凡疮未溃脉先弱，难于收敛，用托里消毒散二剂方起发。彼惑一妪言，贴膏药，服攻毒剂，反盛，背如负石。复请予治，隔蒜灸三十余壮。彼云负石已去，但痒痛未知，更用托里药，知痛痒，脓清；前药倍加参、芪，佐以姜、桂，脓稍稠。又为人惑，外贴猪腰子，抽脓血，内服硝、黄，遂流血五碗许，连泄十余行，腹内如冰，饮食不进。不得已，速予诊之，脉尽脱，不可救。盖其症属大虚，一于温补，犹恐不救，况用攻伐，不死何待？

大凡患疮者责效太迫，一二剂未应，辄改服他药；及至有误，不思病有轻重，治有缓急，而概欲效于一二剂，难矣！况疮疡一症，其所由来固深已久，又形症在外，肌肉溃损，较之感冒无形之疾不同，安可旦夕取效？患者审之。

《外科理例·卷五·背疽一百一十六》

汪机

后世影响

一、历代评价

《明史·列传第一百八十七·方伎》说:"吴县张颐,祁门汪机,杞县李可大,常熟缪希雍,皆精通医术,治病多奇中。"

《石山医案·附录·病用参芪论》说:"其调元固本之机,节宣监佐之妙,又非庸辈可以测识。是以往往得收奇效全功,而人获更生者,率多以此。"

陈楠云:"舜颜贝齿,玉质丹唇。襟度吞云梦之泽,英迈盖苍梧之云。学足以溯河洛之趣,医足以逼岐黄之真。出入造化,弛张鬼神。栖情于烟霞泉石,却步于云路鹏程。激励之论,足以回狂澜于既倒;回天之术,曾以极夭扎于同人。庙算神谟,余盖得之万一;生死肉骨,迨不知其几人。蓍蔡之德未艾,乔松之寿方臻。是盖卢扁之能契其妙,而其摩诘之能状其亲也与?"

程文杰云:"貌古心明,言和行固。咀英华以充日用之强,耻奔竞而却云霄之步。学以为己是图,医以济人为务。居穷不失其自然,处变不失于常度。所以为一代之伟人,起四方之敬慕。"

镜山散人李汛《石山居士传》言:"居士性恬淡,不喜奢靡,动法古人,一本于诚,言出未尝不践。平居粗衣粝食类俭者,至义之所当为,视弃百金如一羽耳……处家庭和易不苟,人皆乐从。如嫁娶丧祭,并依家礼,立规行二十余年,罔有违者。御庸工佃人俱有恩。尝戒其子弟曰:民有四业,皆不可离义之一字,其立心制行,大略如此……诊治病者,百试百中,捷如桴鼓。声名益彰,遐迩以疾来请者无虚日,居士随请随就。不可起者直告之不隐,可起者竭力治之,至忘寝食。若王公贵人,稍不为礼,不应也,其自重又如此。久之求者益众,所应亦博,活人至数万指。"

孙一奎《赤水玄珠·虚怯虚损劳瘵门》说："汪石山病用参芪论及营卫论云：丹溪言，阳有余而阴不足者，乃对待之言，是大概之论。阴虚乃营中之阴气虚，非特言肾阴也。此言发前人之所未发，深有功于丹溪者。"

清道光七年（1827）丁亥及民国三十三年（1944）《祁门县志》云："汪机……殊证奇疾，发无不中，名高难致，病者有听謦咳，顿喜遂瘳，所全活甚众。"

二、学派传承

汪机私淑于朱丹溪和李东垣，继承了朱丹溪"阳有余阴不足论"的学术思想，结合自己的理解和认识，创造性地提出"营卫虚实论"的观点。其将朱丹溪"阳有余"理解为"卫气"之"阳有余"，无需补益；把"营气"和"营阴"理解为"阴不足"而需要补益。其继承李东垣注重后天脾胃的思想，以"参芪双补说"为其补益脾胃的理论基础，强调人参、黄芪在补气即补血（阴）中的辩证关系，以善用参芪补益中焦脾胃之气，从而达到补益阴血之目的。其与同时期的薛己一样，均对明代初期医家狭隘地理解和使用朱震亨的滋阴理论，为纠正当时滥用苦寒之品清相火和滋腻之品补肾阴的流弊，起到了积极作用。后世如孙一奎、张景岳、赵献可等均吸纳他们的思想，形成了一支"温补调元"的学术流派。

三、后世发挥

汪机的学术思想与观念及临证经验等对后世均有一定的影响。

（一）"营卫虚实论"与"参芪双补说"

明代孙一奎是汪机的再传弟子，其私淑汪机的学术思想，对汪机"营卫虚实论"和"参芪双补说"倍加推崇。其在《赤水玄珠·虚怯虚损劳瘵门·总论》中针对王纶《明医杂著》所强调的朱丹溪"阳有余阴不足论"的阴虚证观点给当时医界所带来的弊端大加批判，曰："今人乐看方书，不究竟经义，一遇虚热之症，动辄便是滋阴降火。顾生平所蕴，不过是《明医杂著》《诸症辨议》《活人指掌》等小书，识见浅近，易于观览，元宋以前诸大家之旨，有至老未尝触目者。间有涉猎丹溪，则又仅能用其粗而略其精。丹溪治阴虚之法，固未尝纯弃人参，节斋则畏之如虎。"

孙一奎对汪机关于朱丹溪的观念以"营卫虚实"解说十分欣赏和肯定。其曰："汪石山病用参芪论及营卫论云：丹溪言，阳有余而阴不足者，乃对待之言，是大概之论。阴虚乃营中之阴气虚，非特言肾阴也。此言发前人之所未发，深有功于丹溪者。"感慨世人抱残守缺，一味固守《明医杂著》的阴虚论观点，使苦寒之品戕害遗祸于人。其曰："《石山医案》行世六十余年矣，内辨王汝言忌用参芪论极其确切，而时师尚胶滋阴降火之偏，甘弃参芪，宁守滋阴降火之说，纵至脾胃泄泻，痞胀浮肿，痰喘气逆，恶心声哑，虽死无恨。予目击如斯而死者，何下数十百人，故不得不揭石山之书，痛言而极论之。石山此辨，亦丹溪《发挥》救时之意，岂得已哉。"

孙一奎还将汪机《石山医案》中的"辨《明医杂著》忌用参芪论"全文录入该门总论中，以使读者更加明白汪机所倡导的"参芪虚实说"的道理，可见孙一奎受汪机学术思想的影响之深。

汪机"参芪虚实说"的思想及言论也曾被后世名家李时珍收录于《本草纲目第十二卷·草部·人参》条下"正误"篇中："机曰：节斋王纶之说，本于海藏王好古，但纶又过于矫激。丹溪言虚火可补，须用参、芪。又云：阴虚潮热，喘嗽吐血，盗汗等证，四物加人参、黄柏、知母。又云：好色之人，肺肾受伤，咳嗽不愈，琼玉膏主之。又云：肺肾虚极者，独参膏主之。是知阴虚劳瘵之证，未尝不用人参也。节斋，私淑丹溪者也，而乃相反如此。斯言一出，印定后人眼目。凡遇前证，不问病之宜用不宜，辄举以借口。致使良工掣肘，唯求免夫病家之怨。病家亦以此说横之胸中，甘受苦寒，虽至上呕下泄，去死不远，亦不悟也。古今治劳莫过于葛可久，其独参汤，保真汤，何尝废人参而不用耶？节斋之说，诚未之深思也。"依此可见，汪机的"营卫虚实论"和"参芪虚实说"还是得到了后世医家的认可，其影响也可见一斑。明代中期以汪机、薛己注重脾胃温补，善用参芪的思想指导下，后世形成了"温补调元"流派。

（二）外科经验

汪机《外科理例》的经验、内容和体例，受到后世医家的效仿。徐春甫在编撰《古今医统大全》外科内容时，即依据汪机此书的经验和内容进行编撰，甚至名称也取"外科理例"，列为其书第八十卷。清代吴谦《医宗金鉴·外科心法要诀》一书也多取其内容，只是体例上以口诀的形式叙述。

（三）伤寒温病学

汪机《伤寒选录》一书，尽管多是采撷前人关于伤寒温病的文献内容编撰而成，但其在书中针对具体内容所加的按语却对后世产生了影响。如其《伤寒选录·卷六·温毒》一篇后所加按语的内容，即被明末吴又可《温疫论》收录于"诸家温疫正误"一篇。也就是这个按语，经过后世的传抄与误抄，成了"汪机为新感温病首倡者"的重要依据文献（关于这一结论错误之处的考辩，见本书"《伤寒选录》的成就"一节）。

（四）本草学

汪机《本草汇编》一书，是以王纶《本草集要》为蓝本，加上自己的按语编著而成。此书流传至明代后期，李时珍在编写《本草纲目》时对其内容有所收录。虽然李时珍对此书的总体评价不高，认为"其书撮约，似乎简便，而混同反难检阅；冠之以莠，识陋可知；掩去诸家，更觉零碎；臆度疑似，殊无实见"，这是对该书的内容选择及编写体例的态度，但对其中汪机的按语评价尚可，但也"仅有数条自得可取尔"，似乎可用之处不多。但是纵观李时珍《本草纲目》，汪机的按语相对来说还是选录不少，并不是如其所说"仅有数条"。经初步统计，仅草部几卷就选录了汪机的按语 25 条，绝大多数分布在相关药物的"集解"和"发明"中，少量在"正误"中。如在贝母和半夏条下的"发明"中均收录了汪机关于民间将两味药物互用导致的不利局面，其曰："俗以半夏性燥有毒，多以贝母代之。贝母乃太阴肺经之药，半夏乃太阴脾经、阳明胃经之药，何可代也？夫咳嗽吐痰，虚劳吐血，或痰中见血，诸郁，咽痛喉痹，肺痈肺痿，痈疽，妇人乳难，此皆贝母为向导，半夏乃禁用之药。若涎者脾之液，美味膏粱炙煿，皆能生脾胃湿热，故涎化为痰，久则痰火上攻，令人昏愦口噤，偏废僵仆，蹇涩不语，生死旦夕，自非半夏、南星，曷可治乎？若以贝母代之，则翘首待毙矣。"又如在"蓬蘽"条下，在"集解"中，李时珍收录了汪机关于蓬蘽和覆盆的区别，其曰："蓬蘽，徽人谓之寒莓。沿堑作丛蔓生，茎小叶密多刺，其实四五十颗作一朵，一朵大如盏面，霜后始红。苏颂图经以此注覆盆，误矣。江南覆盆，亦四五月熟，何尝差晚耶？覆盆茎粗叶疏，结实大而疏散；不似寒莓，茎细叶密，结实小而成朵，一则夏熟，一则秋熟，岂得同哉。"李时珍在之后评价道："李当之、陈士良、陈藏器、寇宗奭、汪机五说近是，而欠明悉。陶弘景以蓬蘽为根，覆盆为子；马志、苏颂以蓬蘽为苗，覆盆为子；苏恭以为一物；大明以树生者为覆盆，皆臆说，不可据。"从以上例子可知，李时珍尽管对汪机的《本草汇编》一书不太欣赏，但对其一些按语还是给予了充分的肯定和选录。正因为这些按语的被选录，汪机对于本草方面的思想也随着《本草纲目》的重大影响而传播下去。

四、国外流传

汪机的著作曾经流传于日本及朝鲜，也有当地学者据此重刻，有的重刻本又反传回中国。现就能见的目录书记载的情况予以介绍。

（一）由中国传入日本者

1.《（中国）医籍考》载录汪氏医籍传入日本的情况

日本学者丹波元胤（1789—1827）所编《（中国）医籍考》（1826 年）中所载传入日本的部分汪机医籍，可确定者为《续（读）素问钞》《（补订）脉诀刊误》《伤寒选录》《医学原理》《石山医案》《外科理例》《痘治理辨》等 7 部（无版本信息著录，下同）。其他，如《针灸问对》《运气易览》《本草会编》等 3 部，虽说有介绍，却是引用其他文献内容加以介绍的，并没有原书的序跋内容，故而我们认为丹波氏并没有亲见书籍。另外两部《医读》和《推求师意》未见著录。

2.《日藏汉籍善本书录》著录汪机医籍传入日本的情况

由中国学者严绍璗先生编著的《日藏汉籍善本书录》，载有传入日本的汪机医籍版本情况。

（1）《读素问钞》

①明嘉靖三年（1524）刊本。

②明万历四十年（1612）乔木山房刊本，又名《（新刻）黄帝内经素问钞》。

（2）《运气易览》

明嘉靖年间（1522～1566）陈镳刊本。

（3）《推求师意》

明嘉靖年间（1522～1566）刊本。

（4）《医学原理》

明广仁堂刊本，又名《（新刻）汪先生家藏医学原理》。

（5）《汪石山医案》

①明刊本。

②明嘉靖年间（1522～1566）陈氏刊本，名《石山医案》。

（6）汪石山医书七种

明嘉靖元年（1522）序刊本（包括《读素问钞》《运气易览》《痘治理辨》《针灸问对》《外科理例》《石山医案》《推求师意》）。

（7）《伤寒选录》

明万历三年（1575）敬贤堂刊本。

（8）《痘治理辨》

①明嘉靖十年（1531）序刊本。

②明刊本。

（9）《针灸问对》

明嘉靖年间（1522～1566）刊本。

3.《日本见藏中国丛书目初编》著录汪机医籍传入日本的情况

由中国学者李锐清编撰的《日本见藏中国丛书目初编》，载有传入日本的汪氏医籍情况。

《石山医案》（别名《汪石山医案》《汪石山医书八种》《石山八种》）

①明嘉靖年间刊本。

②明刊本。

这些著作流传至日本，对于补充和提高日本汉方医的学术水平与经验均有一定的补益作用。特别值得一提的是《伤寒选录》一书，国内自明代末期后并未见流传，直至1999年，郑金生教授将该书从日本复制回国，后在2002年影印出版，国内才得以目睹该书的绝大部分内容。这部书在国内的再出现，为我们准确理解汪机的伤寒温病观起到了极大的作用，也为纠正自清末至今人们的一些错误认识提供了有力的文献依据。这也是中医药书籍与海外交流带来的一大贡献。

（二）由日本学者重刻汪氏医籍情况

1.《石山医案》

日本元禄九年丙子（1696），大阪涩川清右卫门刻本（题《石山居士医按八卷》）（《中国中医古籍总目》《日藏汉籍善本书录》《中国馆藏和刻本汉籍书目》均有著录）。

2.《脉诀刊误》

①日本宽永十九年壬午（1642）刻本（《中国中医古籍总目》著录）。

②日本刻本（题《脉诀刊误抄》）（《中国中医古籍总目》著录）。

3.《外科理例》

日本嘉永一年戊申（1848）鹿仓格直抄本（《中国中医古籍总目》《中国馆藏和刻本汉籍书目》均有著录）。

4.《针灸问对》

日本抄本（《中国中医古籍总目》《中国馆藏和刻本汉籍书目》均有著录）。

这些由日本学者重刻汪机传入日本的医籍，进一步证明了汪机的医学成就在日本本土的影响。

（三）汪机医籍传入朝鲜情况

中国学者崔秀汉编撰的《朝鲜医籍考》中，载有朝鲜国丁若镛曾在其所撰的《麻科会通》（1798年）7卷中，收录了汪机的《痘治理辨》一书。

综上所述，汪机一生著书立说，先后编著了12部医著。在经典理论的理解、脉学方面的认识，以及内、外、妇、儿科及针灸学等方面均有建树。

汪机是史志中记载的明代中后期少有的几位医学名家之一。在经典理论的理解方面，汪机在词语注释、医理解释、疑问待考等方面开展了有益的研究工作，尤其是对病机十九条的再认识独具特色。

在脉学方面，汪机针对"诊脉早晏法""寸关尺""五脏六腑所出"等12个专题进行了评按，最后对于当时脉学方面的一些错误认识和思想做了总结性的阐述。

在内科学方面，创立"营卫虚实论"，并在此理论指导下提倡"参芪双补说"，对纠正明代初期虚证不能温补只能滋阴的流弊起到了一定作用。其灵活运用成方治疗杂症的经验，对现代临床实践具有一定的借鉴意义。

在外科学方面，汪机首先定义"外科"的概念，阐述了疮疡23种脉象，制定了疮疡包括病因、病机、证候表现、鉴别诊断、治则、治法及预后等内容的总则；记载了临床行之有效的治疗方法与方药。

在针灸学方面，汪机引经据典、汇集诸家注释观点，来阐释针灸经络腧穴的原理。汪机反对世人无论何病皆用针灸治疗的风气，主张针药并用；强调诊脉对于针灸治病的重要性；对"迎随补泻"进行了新的阐发；对自《内经》之后世人的多种不合理用针方法进行了评判；赞同朱丹溪认为针法只泻不补的观点；批驳直接灸烙穴位防病、治病的做法；强调临证辨证施针的重要性。

汪机的部分著作，曾经流传入日本及朝鲜，当地学者也曾据此形成了一些重刻本。这些医籍的流传，对日本的汉医以及朝鲜医学，均产生过一定的影响。

汪
机

参考文献

［1］明·汪机撰，程应旄增补. 医读［M］. 康熙八年己酉（1669）刻本.

［2］明·吴有性著；清·郑重光补注. 温疫论补注［M］. 北京：人卫出版社，1955.

［3］元·朱震亨. 格致余论［M］. 北京：人民卫生出版社，1956.

［4］宋·郭雍. 仲景伤寒补亡论［M］. 上海：上海科学技术出版社，1959.

［5］明·吴又可著；何永校. 温疫论［M］. 北京：中国医药科技出版社，2011.

［6］清·何廉臣. 重订广温热论［M］. 北京：人民卫生出版社，1960.

［7］田思胜. 朱肱、庞安时医学全书［M］. 北京：中国中医药出版社，2006.

［8］高尔鑫. 汪石山医学全书［M］. 北京：中国中医药出版社，1999.

［9］盛维忠. 薛立斋医学全书［M］. 北京：中国中医药出版社，1999.

［10］清·张廷玉. 明史［M］. 北京：中华书局，1974.

［11］浙江省中医研究所.《温疫论》评注［M］. 北京：人民卫生出版社，1977.

［12］南京中医学院. 温病学［M］. 第4版，上海：上海科学技术出版社，1978.

［13］日本·丹波元胤. 中国医籍考［M］. 第2版. 北京：人民卫生出版社，1983.

［14］王宝平. 中国馆藏和刻本汉籍书目［M］. 杭州：杭州大学出版社，1995.

［15］崔秀汉. 朝鲜医籍考［M］. 北京：中国中医药出版社，1996.

［16］洪芳度. 新安医学史略［M］. 歙县卫生局（印），1990.

［17］李锐清. 日本见藏中国丛书目初编［M］. 杭州：杭州大学出版社，1999.

［18］全国中医药图书情报工作委员会选编. 中医古籍孤本大全·伤寒选录［M］. 北京：中医古籍出版社，2002.

［19］南京中医药大学. 中药大辞典［M］. 第2版. 上海：上海科学技术

出版社，2006.

［20］陈曦. 汪机《运气易览》对于运气学说的继承、发挥和临床运用［D］. 安徽中医学院，2006.

［21］严绍璗. 日藏汉籍善本书录［M］. 北京：中华书局，2007.

［22］薛清录. 中国中医古籍总目［M］. 上海：上海世纪出版股份有限公司，上海辞书出版社，2007.

［23］吴越人. 伏气温病和新感温病［J］. 上海中医药杂志，1983（7）：36.

［24］张德超. 关于温病新感伏邪说的初步探讨［J］. 南京中医学院学报，1984（2）：4-6.

［25］彭荣琛. 汪机针灸学初探［J］. 江西中医药，1985（3）：30-33.

［26］陈荣荣. 形之于外，必本于内——汪机《外科理例》述要［J］. 上海中医药杂志，1985（12）：32-33.

［27］赵国平. 南宋郭雍是新感温病的首倡者［J］. 江苏中医杂志，1986（5）：38.

［28］方爵如. 汪机"参芪论"在妇科的临床运用中治验［J］. 中医临床与保健，1990，2（3）：53-54.

［29］王鸿度. 汪机及其《针灸问对》- 兼论汪氏针灸学术思想［J］. 泸州医学院学报，1990，13（2）：124-125.

［30］李标，刘友泉. 汪机医学之易理发微［J］. 安徽中医学院学报，1991，10（1）：11-13.

［31］高明明，童光东. 汪机治疗梅毒病的成就［J］. 上海中医药杂志，1991（2）：37-39.

［32］郝恩恩. 新安医家对温病学的影响与贡献［J］. 安徽中医学院学报，1991，10（4）：23-24.

［33］潘华敏，赵保安. 略论汪机的医学思想及其治病特点［J］. 上海中医药杂志，1992（8）：35-37.

［34］王晓鹤. 浅析汪机的营卫论［J］. 中医药研究，1993（6）：9-10.

［35］沈施德. 营卫同一气，补气即补阴——《石山医案》补气治痛赏析

［J］. 上海中医药杂志，1993（8）：14-15.

［36］张建华. 汪机《外科理例》伤科学术思想探析［J］. 安徽中医学院学报，1994，13（4）：10-11.

［37］闫廷禄. 试论汪机的针灸学术特点［J］. 中国针灸，1994（增刊）：263-264.

［38］李磊. 学本《内》《难》，针泻灸补，力纠时弊——汪机《针灸问对》评述［J］. 上海中医药杂志，1994（6）：34-37.

［39］徐涛，管延寿. 汪机热病治验赏析［J］. 安徽中医临床杂志，1994，6（4）：52-53.

［40］姚玉芳.《外科理例》针灸治疗外科病探析［J］. 安徽中医学院学报，1995，14（1）：5-6.

［41］李万瑶，林励. 论汪机《针灸问对》的特点［J］. 中医药研究，1995（1）：9-11.

［42］董锡玑，韦大文. 温病之新感与伏邪探源——兼对《温病学》教材（五版）中的一点商榷［J］. 河南中医，1996，16（1）：7-8.

［43］黄学勇. 汪机针灸学思想评述［J］. 中医文献杂志，1996（2）：8-10.

［44］王旭光，章丽华. 汪机著述考［J］. 中华医史杂志，1999，29（4）：242-245.

［45］傅佑宝，邢艳艳. 汪机扶危救急的学术特色［J］. 中国中医急症，2000，9（3）：122.

［46］傅佑宝，张秀梅. 汪机运用人参、黄芪治疗腹痛的学术初探［J］. 河北中医，2000，22（8）：633-634.

［47］傅佑宝. 汪机益气活血的经验与现代研究［J］. 吉林中医药，2000（3）：9-10.

［48］周永学. 伏邪温病与新感温病的浅析［J］. 陕西中医函授，2000（6）：4-5.

［49］顾植山. 汪机学术思想及临床思维探析［J］. 中医文献杂志，2001（2）：3-5.

［50］章丽华. 汪机著术活动新考［J］. 时珍国医国药，2001，12（9）：838–839.

［51］李致重. 温病新感与伏邪说探源［J］. 湖北中医学院学报，2002，4（2）：5–7.

［52］张玉才，赵军. 汪机《伤寒选录》初探［J］. 中医文献杂志，2004（2）：8–10.

［53］万四妹，许霞. 汪机《伤寒选录》对温病学的贡献［J］. 安徽中医学院学报，2004，23（3）：9–11.

［54］李洪涛. 新感温病与伏气温病考辨［J］. 安徽中医学院学报，2005，24（4）：1–3.

［55］王世恒. 关于温病的新感与伏邪的区别［J］. 中国误诊学杂志，2005，5（7）：1368.

［56］钱超尘. 汪机事迹著作及从医考［J］. 中医文献杂志，2006（2）：1–4.

［57］杭群，牛淑平，王欣. 汪机"李氏清暑益气汤"的临证发挥［J］. 安徽中医学院学报，2006，25（3）：5–7.

［58］孙浩. 温病新感和伏气学说的讨论［J］. 江西中医学院学报，2006，18（3）：13–14.

［59］王飞，倪英群. 汪机《石山医案》119 首方配伍规律探析［J］. 辽宁中医杂志，2007，34（7）：888–889.

［60］徐伟. 新安医家汪机学术思想浅析［J］. 江苏中医药，2008，40（3）：29–30.

［61］姚玉芳. 汪机《针灸问对》学术思想探析［J］. 安徽中医学院学报，2010，29（1）：12–14.

［62］陆翔. 汪机的"营卫虚实论"与"参芪双补说"［J］. 中华医史杂志，2011，41（1）：23–26.

［63］陆翔. "新感温病"首倡者考辨［J］. 中华医史杂志，2011，41（3）：161–164.

汉晋唐医家（6名）

张仲景　王叔和　皇甫谧　杨上善　孙思邈　王　冰

宋金元医家（18名）

钱　乙　成无己　许叔微　刘　昉　刘完素　张元素
陈无择　张子和　李东垣　陈自明　严用和　王好古
杨士瀛　罗天益　王　珪　危亦林　朱丹溪　滑　寿

明代医家（25名）

楼　英　戴思恭　王　履　刘　纯　虞　抟　王　纶
汪　机　马　莳　薛　己　万密斋　周慎斋　李时珍
徐春甫　李　梴　龚廷贤　杨继洲　孙一奎　缪希雍
王肯堂　武之望　吴　崑　陈实功　张景岳　吴有性
李中梓

清代医家（46名）

喻　昌　傅　山　汪　昂　张志聪　张　璐　陈士铎
冯兆张　薛　雪　程国彭　李用粹　叶天士　王维德
王清任　柯　琴　尤在泾　徐灵胎　何梦瑶　吴　澄
黄庭镜　黄元御　顾世澄　高士宗　沈金鳌　赵学敏
黄宫绣　郑梅涧　俞根初　陈修园　高秉钧　吴鞠通
林珮琴　章虚谷　邹　澍　王旭高　费伯雄　吴师机
王孟英　石寿棠　陆懋修　马培之　郑钦安　雷　丰
柳宝诒　张聿青　唐容川　周学海

民国医家（7名）

张锡纯　何廉臣　陈伯坛　丁甘仁　曹颖甫　张山雷
恽铁樵